W0109162

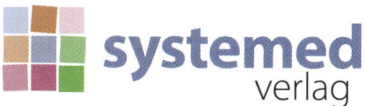

systemed
verlag

Marcel Anders-Hoepgen

Rücken for fit

Das 30-Tage-Programm für einen
schmerzfreien Rücken
in nur fünf Minuten pro Tag

Inhalt

Danksagung

Ich möchte mich an dieser Stelle ganz besonders bei meinem Bruder Michael Anders-Hoepgen bedanken, der mir mit seinen medizinischen Fachkenntnissen, als Hausarzt, kritischer Betrachter, Freund und Inspiration bei der Entstehung dieses Systems und Buches seit Jahren unablässig zur Seite steht. Ohne ihn wäre all dies nicht möglich gewesen.

Unsere Zusammenarbeit ist mir immer eine Freude und ein Segen.

Einleitung

Eine Studie im Jahr 2006 zeigte, dass ein Großteil der deutschen Bevölkerung schon mit Rückenproblemen zu tun hatten oder sogar ständig darunter leiden.

Da Du gerade in diesem Buch liest, müssen wir wohl leider davon ausgehen, dass auch Du davon betroffen bist. Die gute Nachricht ist, dass Rückenschmerzen, in den meisten Fällen, nicht durch »ernsthafte« Krankheiten, sondern durch Muskelverspannungen (siehe Seite 48) hervorgerufen werden.

Die Ursachen liegen meist in: mangelnder Bewegung, falscher Haltung beim Sitzen, Gehen und Liegen und Stress.

Es scheint so einfach, diese Dinge zu ändern, aber trotzdem schaffen es die meisten Menschen nicht, diese Veränderungen durchzuführen. Der innere Schweinehund lässt uns immer wieder glauben, dass sich das doch nach zu viel Arbeit anhört. Der Berg an »Arbeit«, den wir bewältigen müssen, scheint so groß, dass wir erst gar nicht anfangen.

Neue Studien zeigen jedoch, dass eine regelmäßige Praxis, von drei bis fünf Minuten täglich, große Veränderungen im körperlich-geistigen Wohlbefinden erzeugen kann.

Mit diesem System möchten ich Dich 30 Tage lang begleiten und Dich jeden Tag durch eine etwa fünfminütige Einheit führen. Die Übungen sind sehr leicht ausführbar, sodass man sie tatsächlich einfach zwischendurch machen kann. Du kannst sie direkt nach dem Aufstehen in den Tagesablauf einfügen oder eine Deiner »Kaffeepausen« dafür nutzen. Außer einem Stuhl brauchst Du keine weiteren Hilfsmittel.

Das System beruht auf einem ganzheitlichen Ansatz, d.h. wir werden Übungen für den ganzen Körper, Atemübungen und Entspannungsübungen kombinieren.

Rückenbeschwerden ...

... kommen sehr häufig vor[1] und hängen vor allem mit unserem Lebensstil zusammen.

... sind meistens unspezifisch, also nicht Folge einer »Krankheit«, sondern von Stress, Verspannung und falscher Nutzung des Körpers.[2]

... können sich mit wenig Aufwand verbessern oder sogar ganz verschwinden.

Die Abklärung, ob es sich um unspezifischen Rückenschmerz handelt, ist natürlich Aufgabe eines Arztes.

---

1 Robert Koch-Institut (RKI). Gesundheit in Deutschland.
2 Nationale Versorgungsleitlinie Kreuzschmerz (AWMF Nr. nvl/007)

Du übst richtig, wenn ...

... Dir die Übungen keine Schmerzen bereiten.

... Du nur so viel machst, wie es sich gut anfühlt.

... Du immer bequem und regelmäßig atmen kannst.

... Du Dich nicht mit den Fotos vergleichst.

Machbar ist ...

... für jeden Menschen etwas anderes.

... jeden Tag etwas anderes.

... was man gut unterbringen kann.

... was Du schaffen möchtest.

Entscheide Dich, …

… Deinen Rückenschmerz endgültig loszuwerden.

… diese 30 Tage wirklich durchzuhalten.

… erfolgreich zu sein.

Wenn Du mehr machen möchtest, …

… kannst Du eine Einheit mehrmals am Tag wiederholen.

… kannst Du »mehrere Tage« an einem Tag machen.

Üben mit der DVD ist …

... leichter, da alle Übungen angesagt und gezeigt werden.

... als ob Du Deinen Trainer bei dir zuhause hast.

... eine gute Motivation, alle Übungen zu machen.

... hilfreich, aber Du kannst auch ohne üben.

Los geht's – und viel Spaß dabei!

Am besten liest Du die Anleitungen einmal durch, bevor Du mit dem Üben beginnst. Wenn Du nicht mit der DVD übst, halte jede Stellung zwei bis drei Atemzüge lang, es sei denn, ich habe einen bestimmten Atemrhythmus vorgegeben.

Auf Seite 108 findest Du einen Übersichtskalender, in dem Du die einzelnen Tage abhaken kannst.

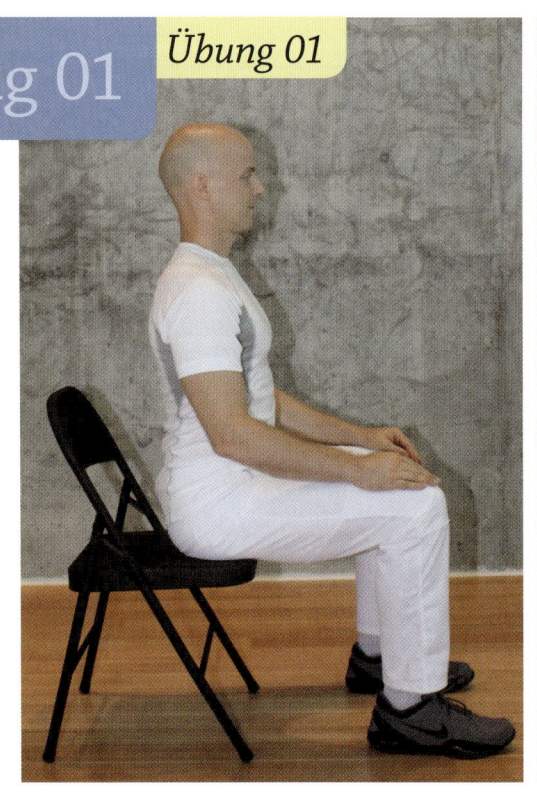
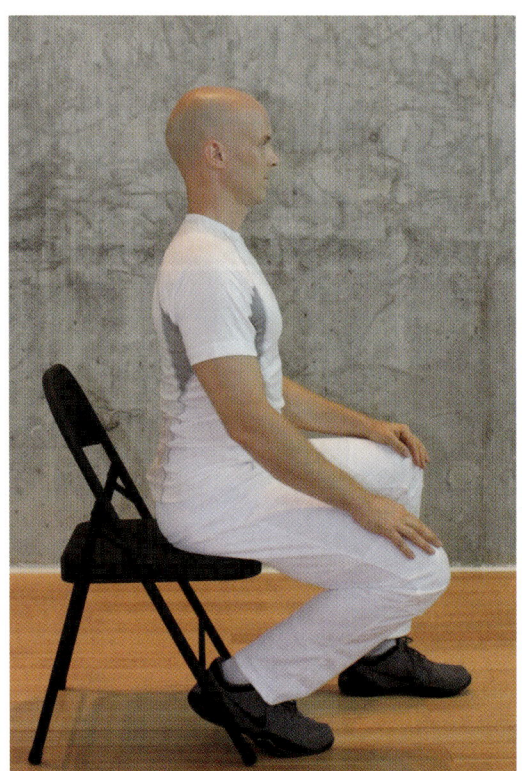

- Setze Dich auf die Vorderkante des Stuhles.

- Achte darauf, dass sich die Oberschenkel frei bewegen können.

- Stelle beide Füße flach auf

- oder ziehe einen Fuß leicht zurück.

- Kippe das Becken leicht nach vorne, der Rücken ist gerade.

- Achte aber darauf, dass Du nicht in ein Hohlkreuz gehst.

- Hebe das Brustbein leicht an, sodass sich der Brustkorb öffnen kann.

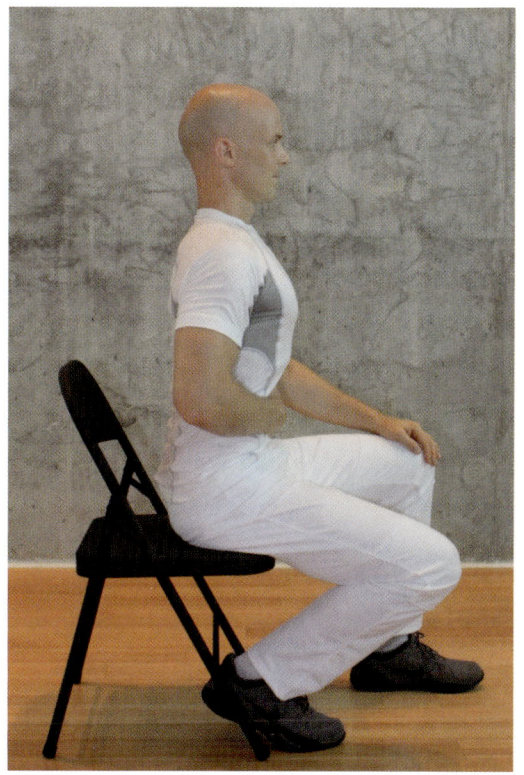
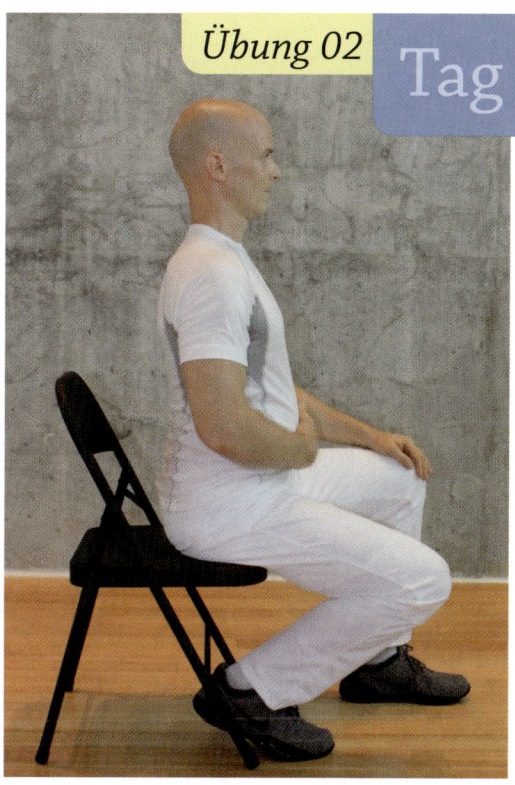

- Lege eine Hand auf den Bauchnabel.

- Ziehe den Bauch mit der Ausatmung zur Wirbelsäule.

- Du kannst mit der Hand etwas nachhelfen, sodass der Bauch etwas weiter zurückgehen kann.

- Wölbe den Bauch mit der Einatmung so weit es geht nach außen.

- Atme 3 bis 4 Sekunden lang aus und 3 bis 4 Sekunden lang ein.

- Zähle geistig die Sekunden der Ein- und Ausatmung.

- Wiederhole 4- bis 6-mal.

Übung 03

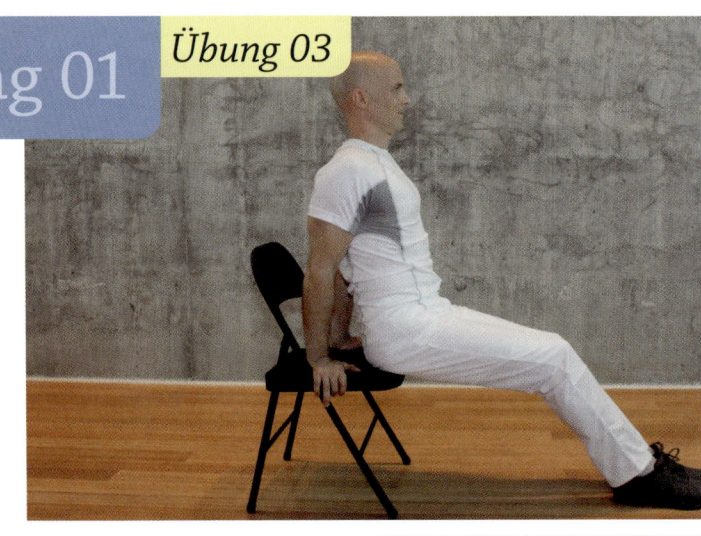

- Strecke die Beine vor Dir aus und schließe sie.
- Stelle die Hände hinter Dir auf den Stuhl.

- Einatmen, hebe das Becken.
- Achte darauf, dass Du das Becken nur so weit hebst, wie es angenehm ist.
- Du kannst die Beine leicht gebeugt lassen und die Füße flach auf den Boden stellen.
- Du solltest keinen Druck oder Schmerz im unteren Rücken spüren.
- Wenn möglich, rolle den Kopf sanft in den Nacken.

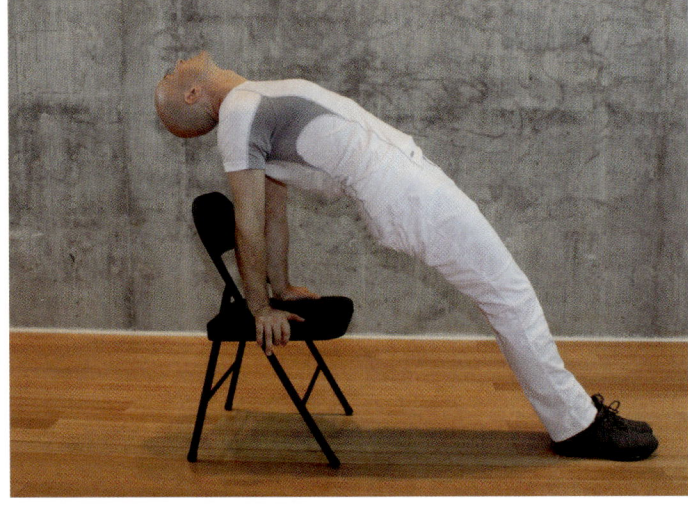

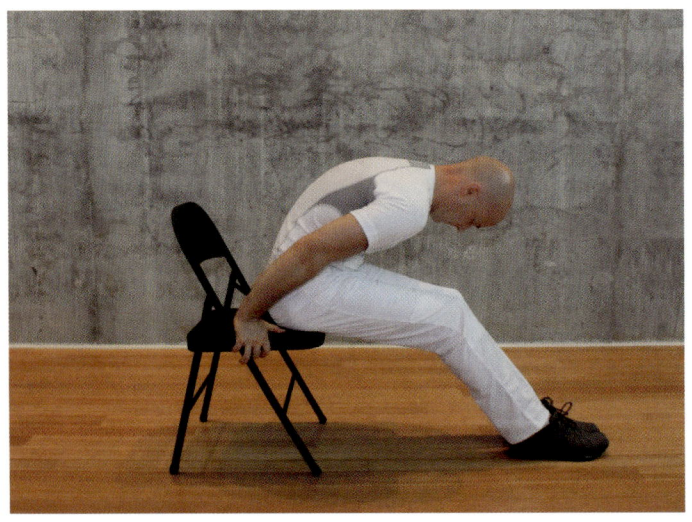

- Ausatmen, senke das Becken ab und beuge Dich nach vorne.
- Lasse den Kopf sanft nach vorne sinken und spüre die Dehnung in der Rückseite des Körpers.
- Wiederholde die Übung noch 2-mal.

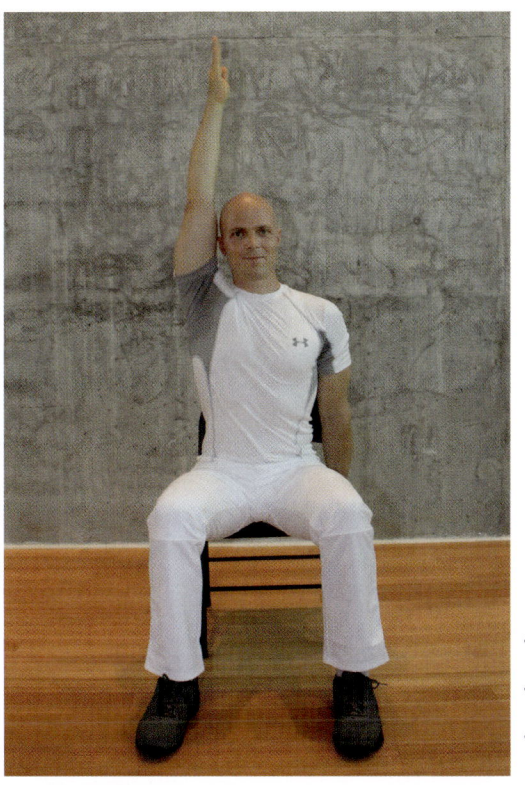

- Stelle die Füße etwa schulterweit auseinander.
- Stelle die linke Hand neben Dir auf den Stuhl.
- Einatmen, strecke den rechten Arm hoch, sodass er den Kopf berührt.

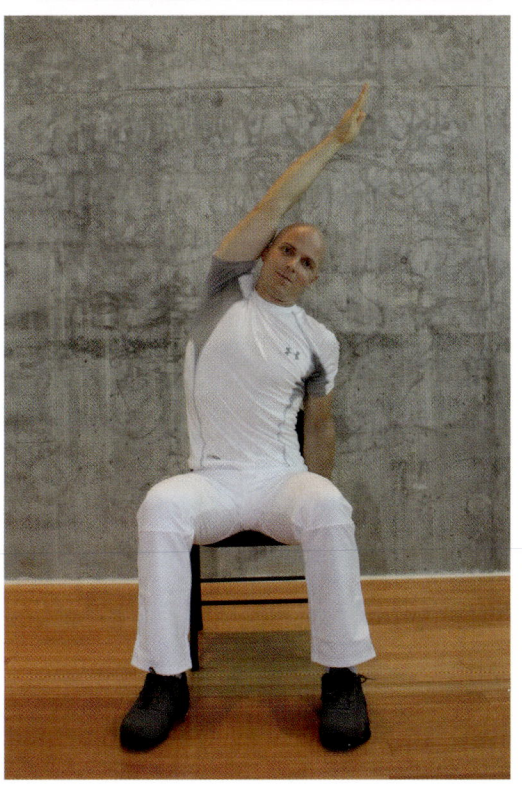

- Ausatmen, beuge Dich ganz gerade nach links.
- Wenn nötig, stütze Dich mit der linken Hand auf dem Stuhl ab.
- Achte darauf, dass der rechte Arm am Kopf bleibt und der Oberkörper ganz gerade bleibt.
- Wiederhole auf der anderen Seite.
- Wiederhole je 2-mal auf jeder Seite.

Übung 05

- Stelle die linke Hand hinter Dir auf den Stuhl und lege die rechte Hand auf das linke Knie.
- Einatmen, richte die Wirbelsäule etwas weiter auf.

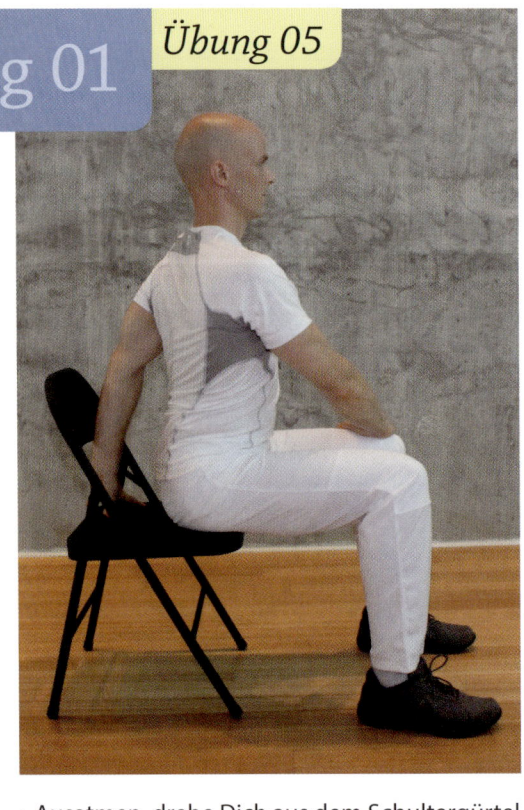

- Ausatmen, drehe Dich aus dem Schultergürtel nach links.
- Stelle Dir vor, dass die linke Schulter die Bewegung führt.
- Der Kopf dreht sich nur leicht mit, sodass Du keine Spannung im Nacken erzeugst.
- Achte darauf, dass der Brustkorb aufrecht bleibt.
- Wiederhole auf der anderen Seite.

Komme aus der Stellung, schließe für einen Moment die Augen und nimm wahr, wie sich Dein Körper nach den Übungen anfühlt.

Beende die Trainingseinheit.

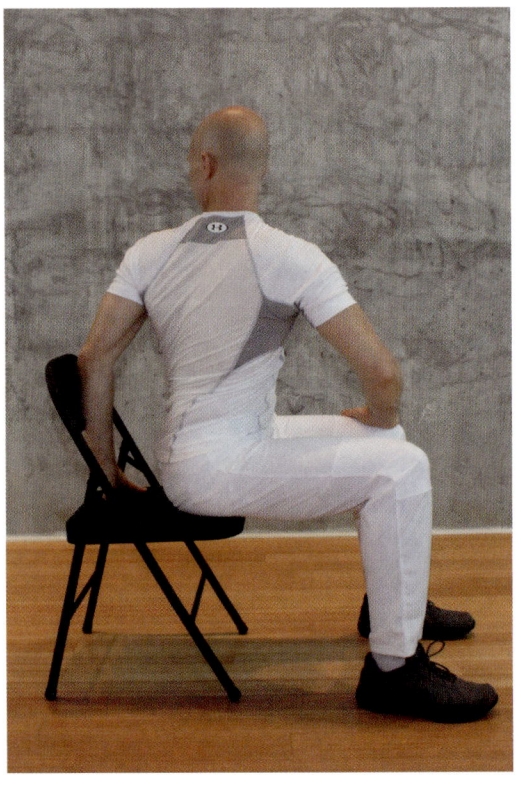

Nimm Dir einen Moment Zeit, Dein körperliches und geistiges Befinden zu betrachten und mache ein paar Notizen dazu. Auf Seite 104 findest Du Platz.

Zum Beispiel: Was tut Dir bei welcher Bewegung weh, fühlst Du Dich generell gespannt oder ausgeglichen …

Übung 01

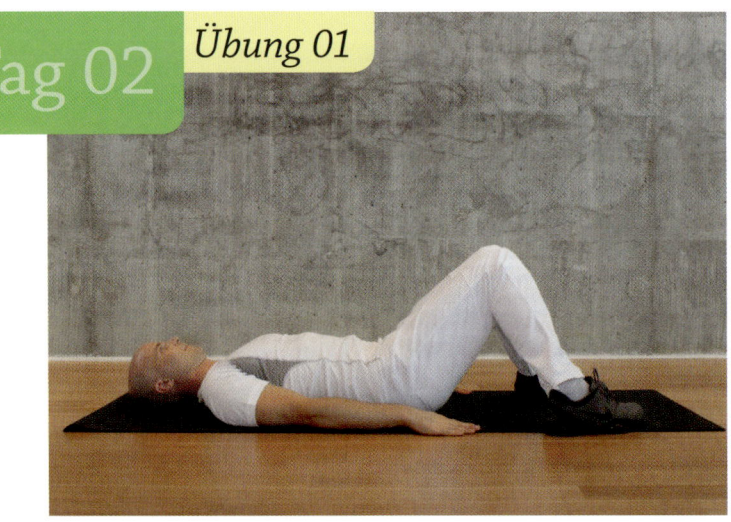

- Lege Dich auf den Rücken und stelle die Füße schulterweit auseinander.
- Die Knie lehnen aneinander.

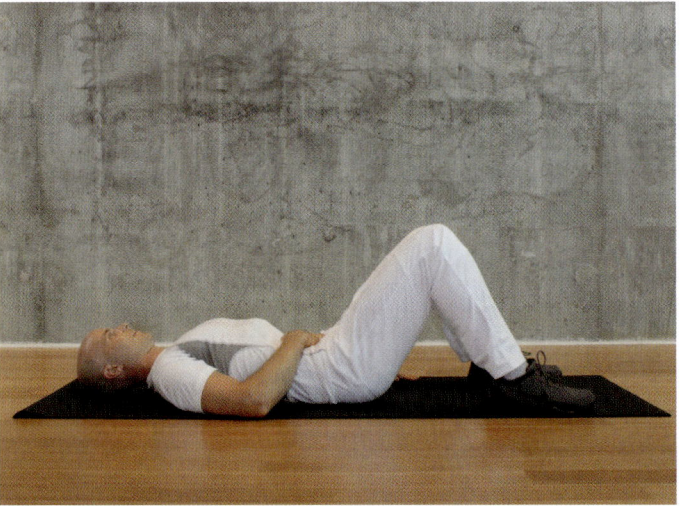

- Lege eine Hand auf den Bauchnabel.
- Atme 3 bis 4 Sekunden lang aus und ziehe den Bauch nach unten, in Richtung Wirbelsäule.

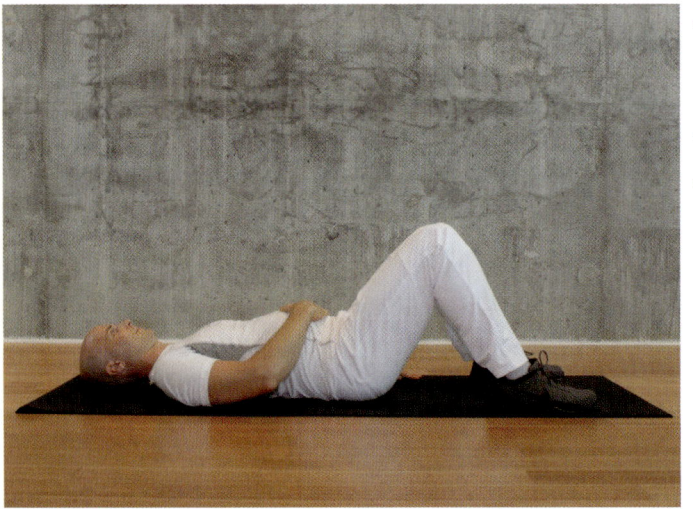

- Atme 3 bis 4 Sekunden lang ein und wölbe den Bauch in Richtung Decke.
- Wiederhole 4- bis 6-mal.
- Zähle geistig die Sekunden der Ein- und Ausatmung.

- Lege beide Arme auf Schulterhöhe ab und schließe die Beine.
- Die Füße bleiben aufgestellt.

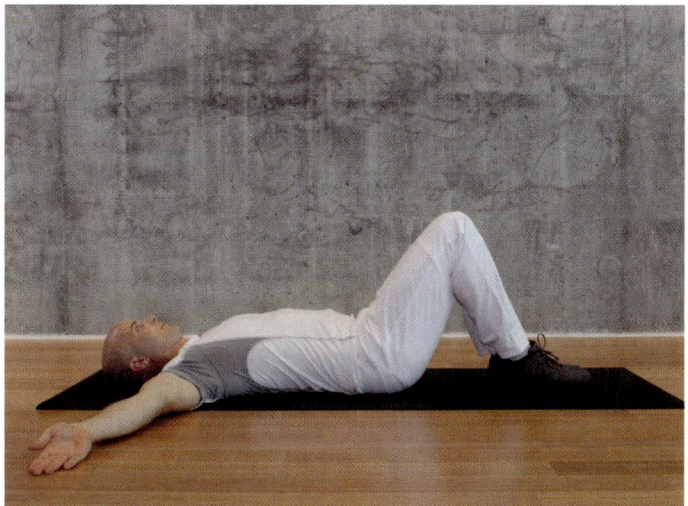

- Ausatmen, senke beide Beine nach rechts.
- Die Beine müssen nicht zum Boden gehen.
- Mach nur so viel, wie es angenehm ist.
- Drehe den Kopf nach links.
- Achte darauf, dass beide Schultern am Boden liegen bleiben und Du ruhig atmen kannst.
- Wiederhole auf der anderen Seite.

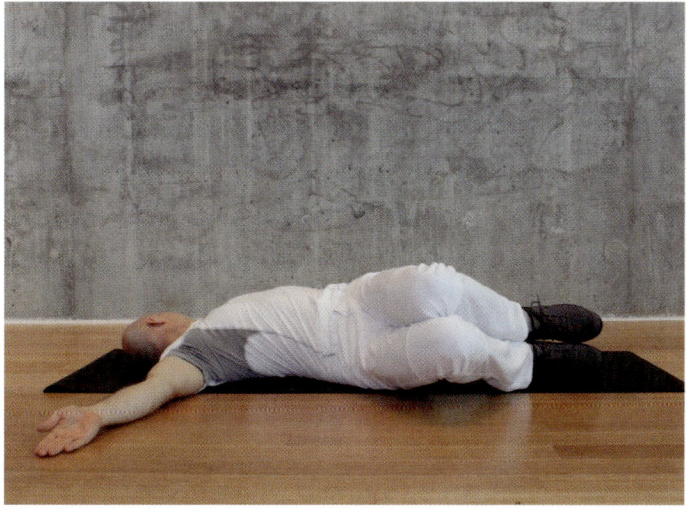

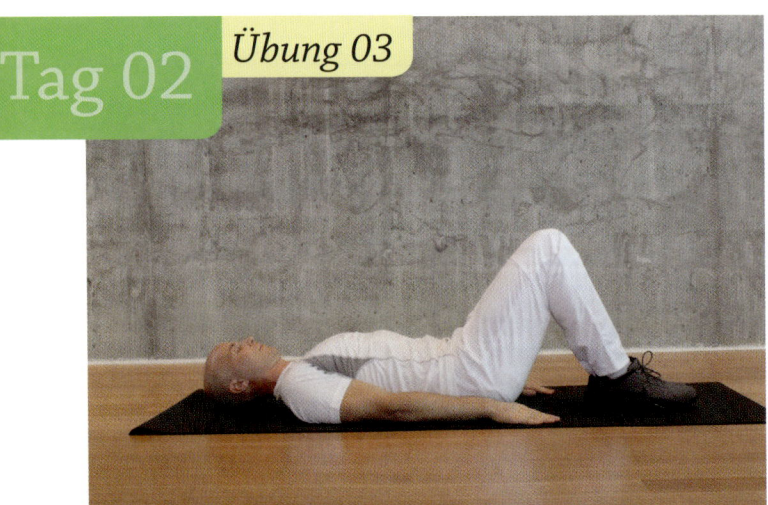

- Lasse die Füße aufgestellt und lege die Arme an den Körper.

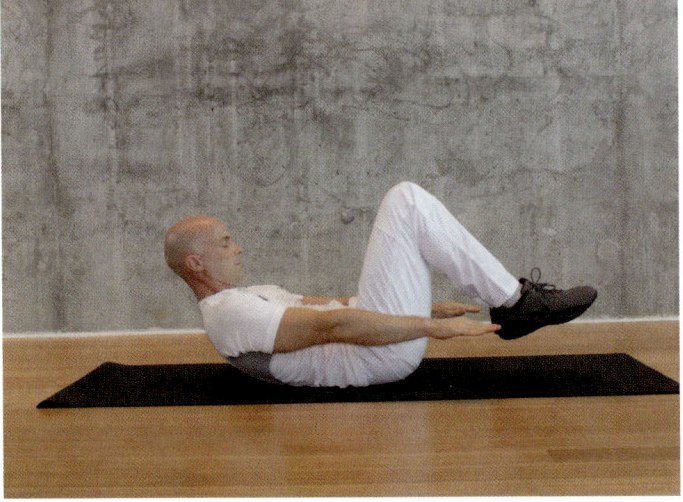

- Einatmen, hebe Arme, Beine und Kopf ein paar Zentimeter vom Boden hoch.
- Auch wenn die Bauchmuskulatur angespannt ist, kannst Du tief weiter atmen.

- Strecke die Arme über den Kopf.

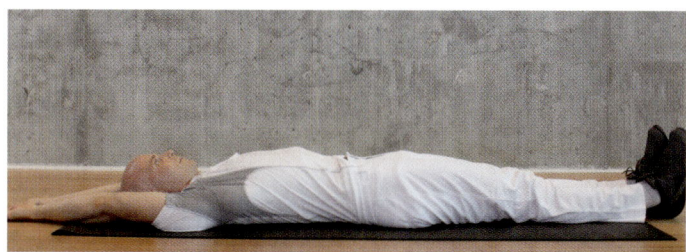

- Wenn möglich, strecke die Beine aus, wenn dies zu viel Druck im unteren Rücken erzeugt, lass die Füße aufgestellt.

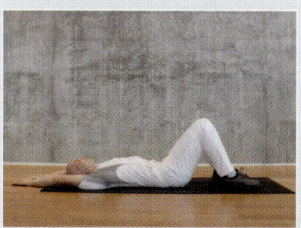

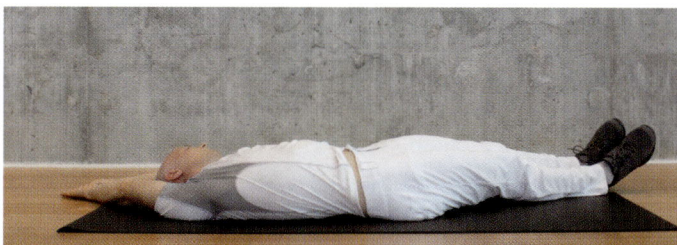

- Achte darauf, dass Oberkörper und Schultern am Boden liegen bleiben.
- Bewege Dich nur seitlich.
- Strecke beide Arme und Beine geschlossen nach links, sodass Du in einer Bananenform liegst.
- Spüre die Dehnung in der rechten Seite des Körpers.
- Wiederhole auf der anderen Seite.

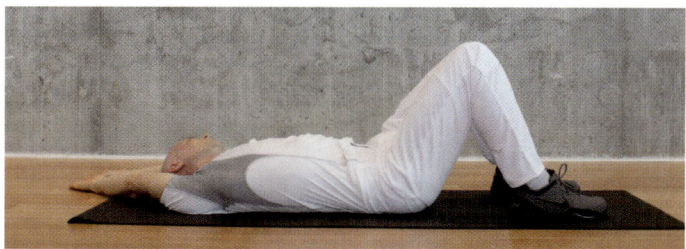

- Rolle Dich nun weiter, sodass Du auf der Seite liegst.
- Komme von dort aus zum Sitzen.

Übung 05

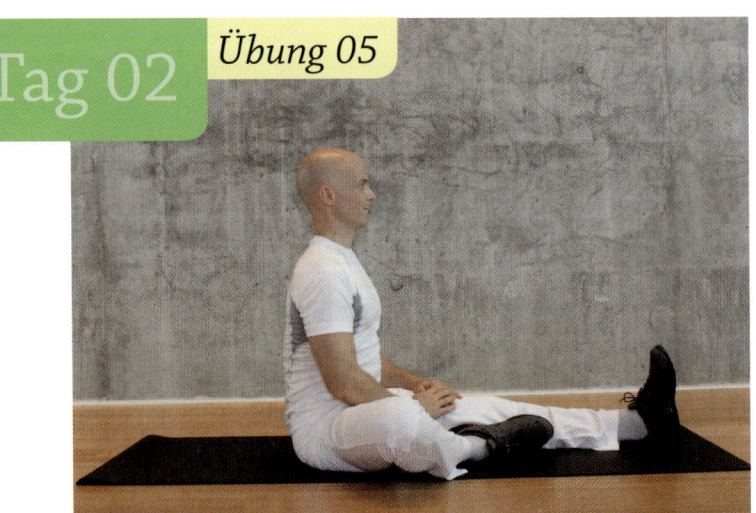

- Strecke das linke Bein und beuge das rechte, sodass der Fuß am linken Bein liegt.
- Achte darauf, dass das linke Bein gestreckt bleibt und der Fuß in Richtung Kopf zieht.
- Lege die Hände auf den linken Oberschenkel.
- Einatmen, richte den Rücken auf.

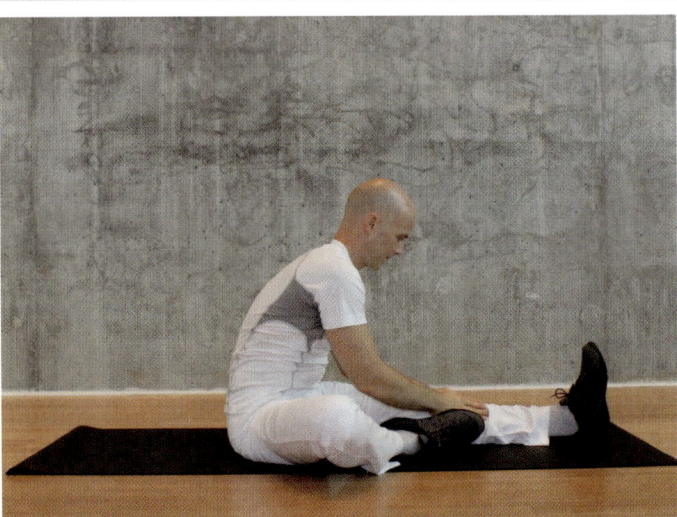

- Ausatmen, gleite mit den Händen am linken Bein hinunter.
- Achte darauf, dass Du keinen Schmerz im unteren Rücken spürst.
- Wiederhole auf der anderen Seite.

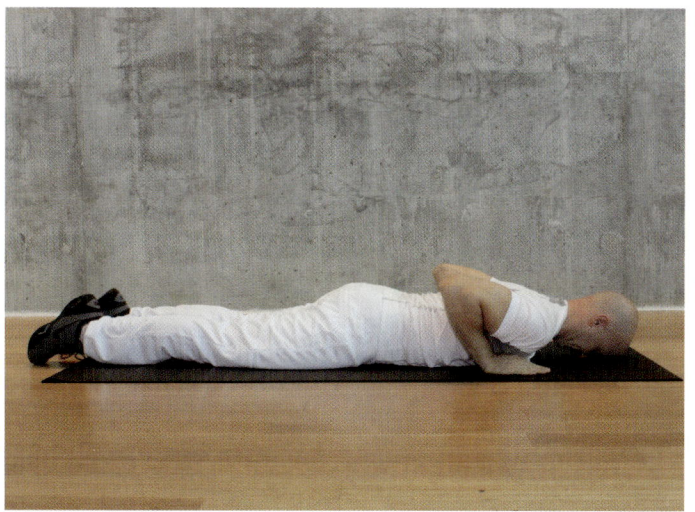

- Lege Dich auf den Bauch.
- Stelle die Hände unter den Schultern ab.
- Lege die Stirn auf den Boden.

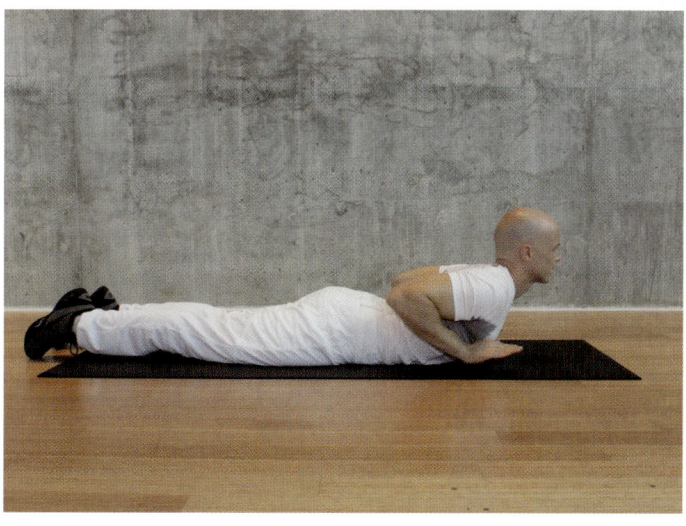

- Drücke das Schambein in den Boden.
- Rolle den Kopf langsam von Boden hoch.
- Hebe die Hände leicht vom Boden an.
- Wiederhole noch 1-mal.

- Komme in die Tischstellung.
- Schließe die Beine.

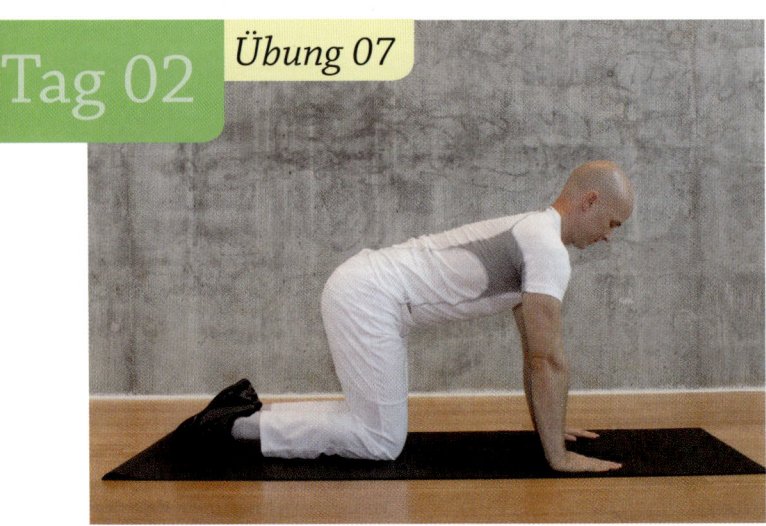

- Lasse Dich langsam in Richtung Fersen sinken.

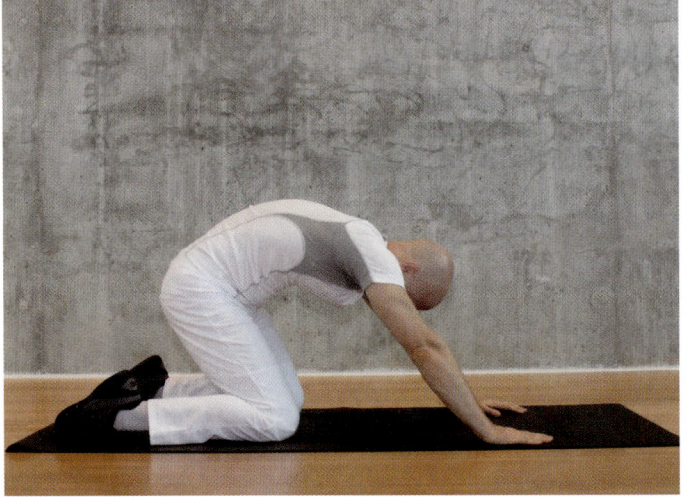

- Wenn möglich, setze Dich auf die Fersen und lege die Stirn am Boden ab.
- Spüre die Dehnung im Rücken.

Rolle Dich langsam auf und beende die Trainingseinheit.

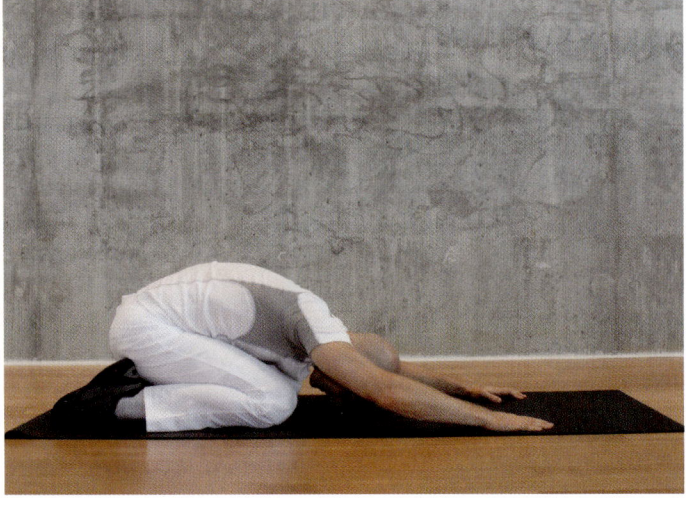

- Stelle Dich mit geschlossenen Beinen hin.

- Senke das Steißbein leicht, sodass das Becken etwas nach hinten rollt. Oberkörper, Schultern und Arme sind entspannt.

- Presse die Hände vor der Brust zusammen und spüre, wie die Brustmuskulatur angespannt wird.

- Strecke die Arme, die Handflächen bleiben aufeinander, rolle den Kopf in den Nacken.

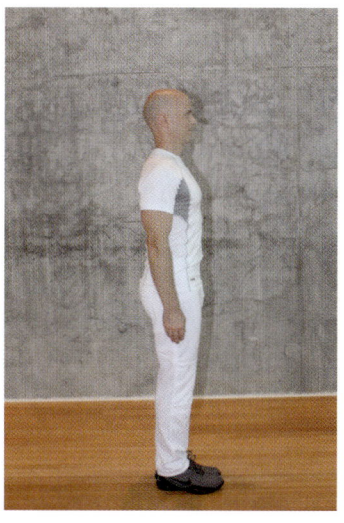
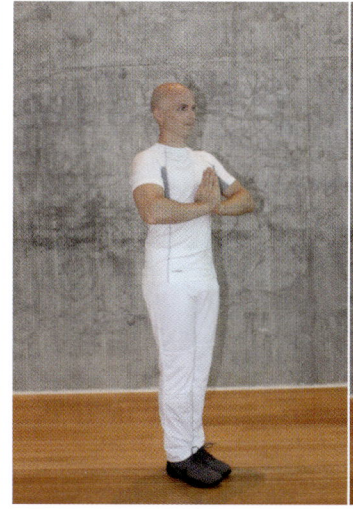
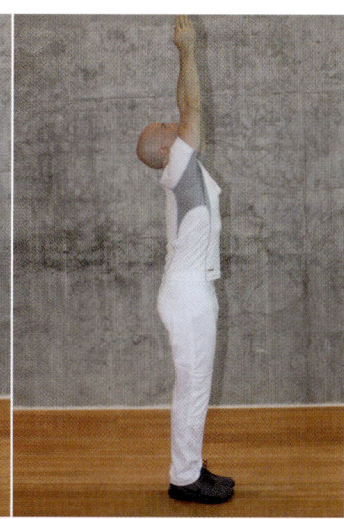

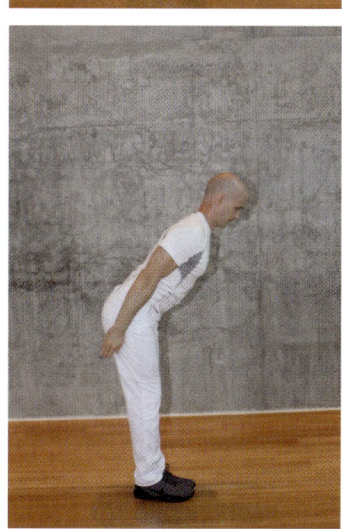
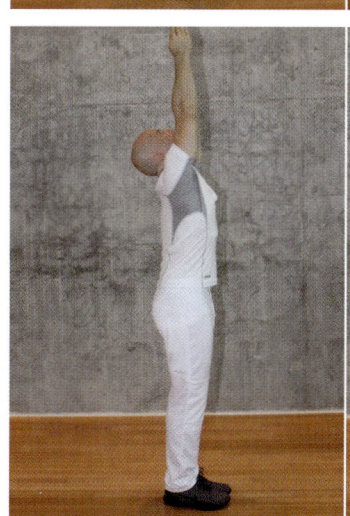
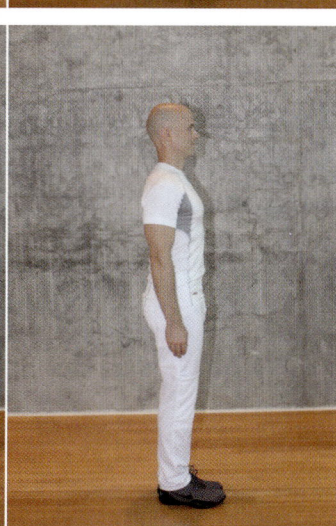

- Beuge Dich aus der Hüfte nach vorne und lege die Arme seitlich an den Körper.

- Der Rücken ist gerade, der Kopf ist in Verlängerung der Wirbelsäule. Hebe das Steißbein leicht, als ob Du in ein Hohlkreuz gehen wolltest.

- Strecke die Arme, die Handflächen aufeinander, rolle den Kopf in den Nacken.

- Ausatmen, senke die Arme.

- Wiederhole die Übung 2- bis 3-mal mit je 1 bis 2 Atemzügen pro Stellung.

- Dann wiederhole 2- bis 3-mal mit Stellungswechsel bei jeder Ein- und Ausatmung.

25

Übung 02

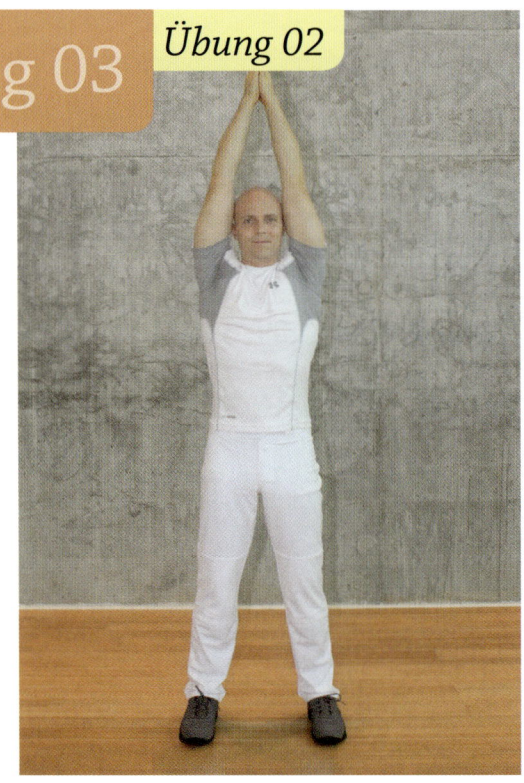
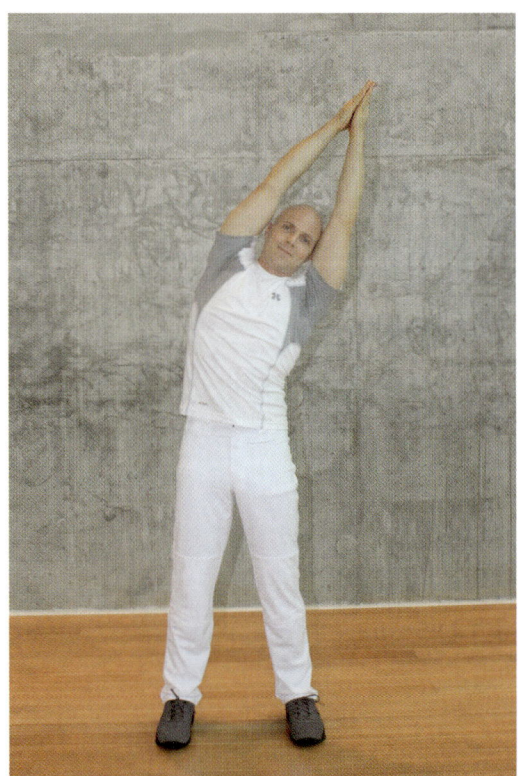

- Gib die Beine etwa schulterweit auseinander.
- Strecke die Arme über den Kopf und lege die Handflächen aufeinander, sodass die Arme den Kopf berühren.
- Strecke Dich mit der Einatmung so hoch wie möglich.

- Beuge Dich mit der Ausatmung sanft nach links.
- Achte darauf, dass sich der Oberkörper nicht nach vorne dreht.
- Wiederhole auf der anderen Seite.
- Wiederhole 2-mal auf jeder Seite.

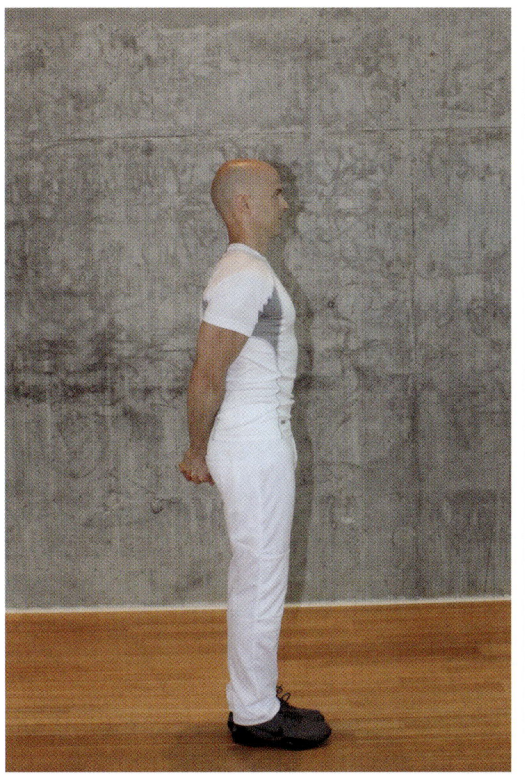 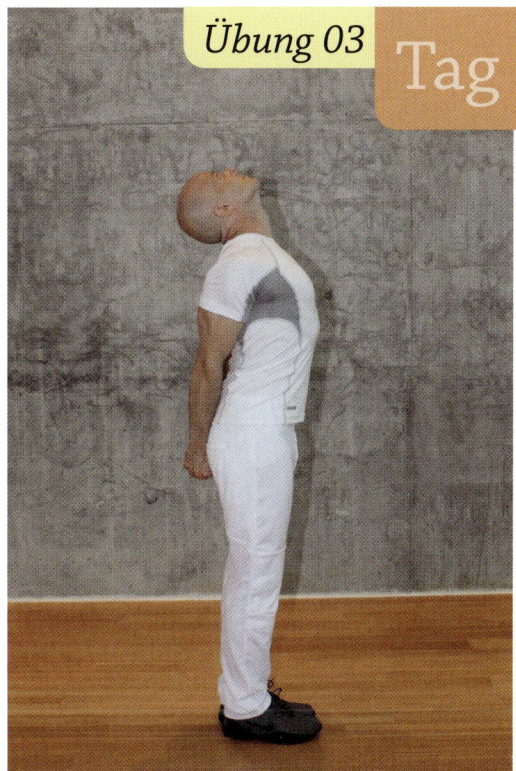

- Schließe die Beine und verschränke die Hände hinter dem Rücken.

- Spanne das Gesäß an und rolle das Becken leicht nach hinten, sodass sich das Steißbein senkt.

- Mit der Einatmung rolle den Kopf leicht in den Nacken und ziehe die Hände nach unten.

- Probiere, gleichzeitig das Brustbein zu heben, sodass sich der Brustkorb weitet.

- Richte Dich mit der Ausatmung auf und wiederhole die Übung noch einmal.

27

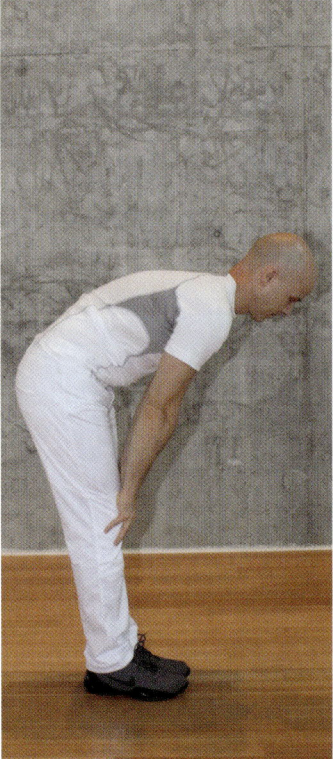

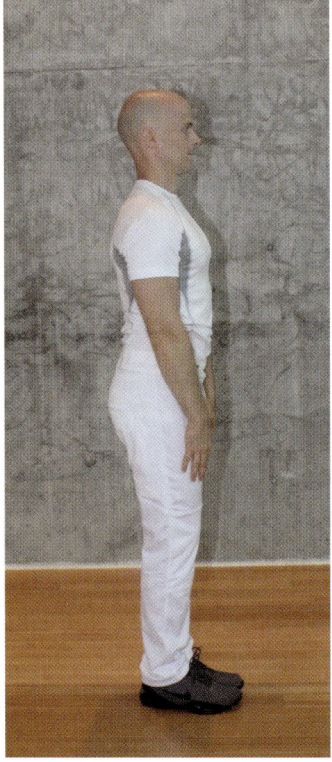

- Mit der Ausatmung beuge Dich nach vorne und gleite mit den Händen nach unten.

- Achte darauf, dass die Beine gestreckt bleiben.

- Es ist hierbei nicht so wichtig, den Rücken gerade zu halten.

- Lege die Hände auf die Oberschenkel.

- Hebe das Steißbein leicht an, als ob Du in ein Hohlkreuz gehen wolltest.

- Gehe nur so weit, dass Du eine Dehnung in der Rückseite der Beine spürst, aber keinen Druck im unteren Rücken erzeugst.

- Wenn nötig, stütze Dich auf den Beinen ab.

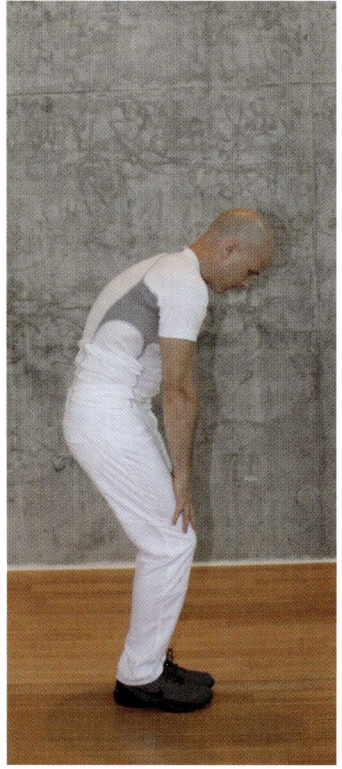

- Beuge die Beine leicht und rolle Dich mit der Einatmung wieder hoch.

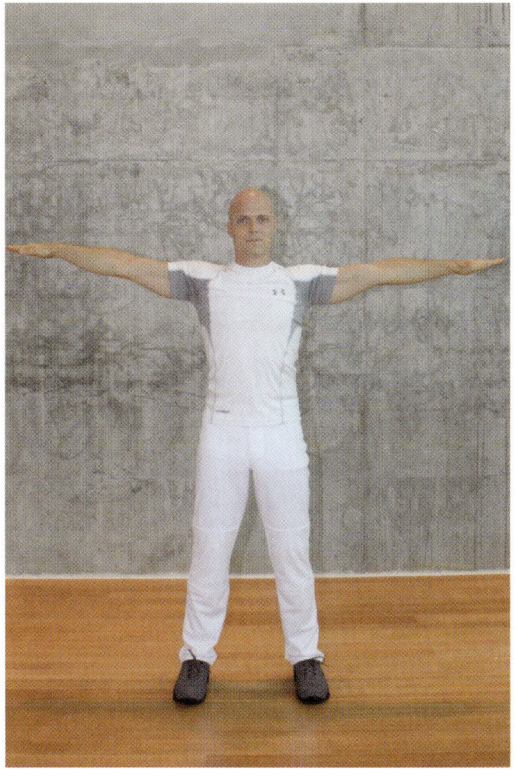

- Gib die Beine schulterweit auseinander.
- Hebe die Arme auf Schulterhöhe.

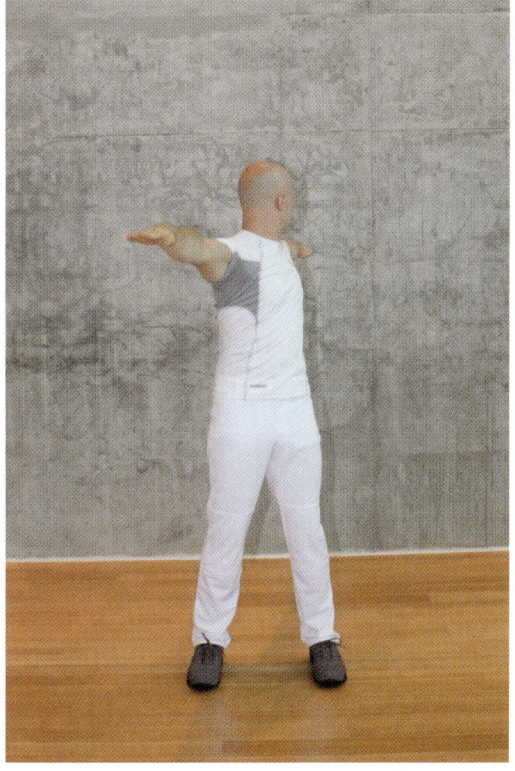

- Drehe Dich mit der Ausatmung nach links.
- Stelle Dir hierbei vor, dass die linke Schulter die Bewegung führt.
- Der Kopf dreht nur leicht mit, sodass keine Spannung im Nacken entsteht.
- Probiere, die Wirbelsäule möglichst aufrecht zu halten.
- Wiederhole auf der anderen Seite.

Komme aus der Stellung und beende die Trainingseinheit.

Übung 01

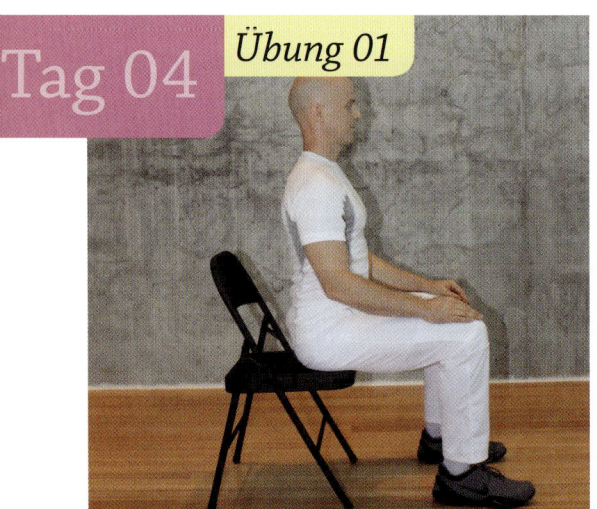
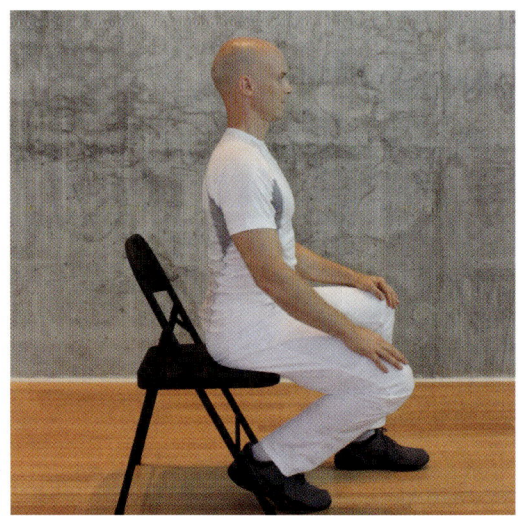

- Setze Dich auf die Vorderkante des Stuhls und stelle beide Füße auf

- oder ziehe einen Fuß leicht zurück.

- Der Rücken ist aufrecht, die Hände ruhen auf den Oberschenkeln.

- Wir beginnen die Trainingseinheit mit Augenübungen, achte hierbei darauf, dass der Kopf regungslos bleibt.

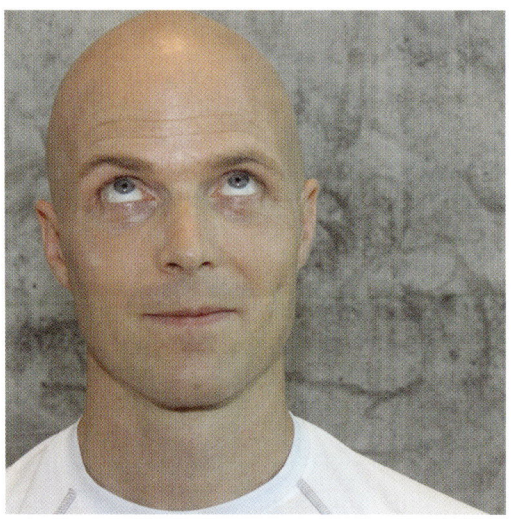
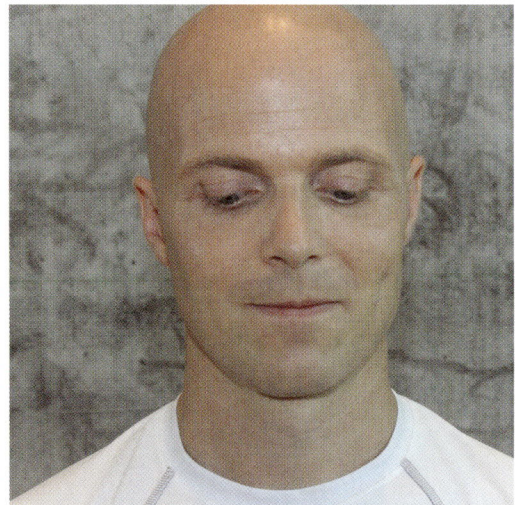

- Schaue so weit es geht nach oben, ohne den Kopf zu bewegen.

- Schaue nach unten.

- Wiederhole 4- bis 6-mal.

- Dann schließe die Augen, atme tief ein und aus und fahre mit der nächsten Übung fort.

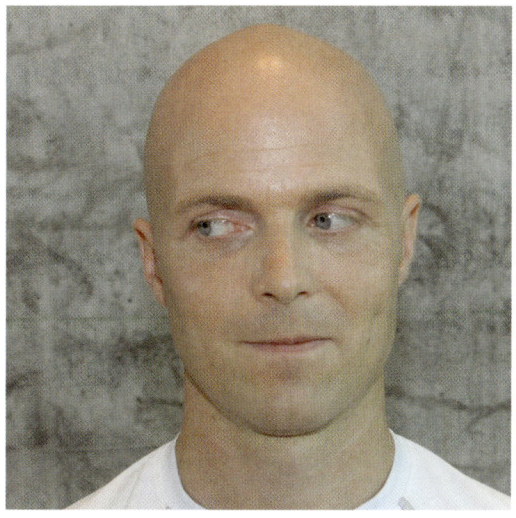

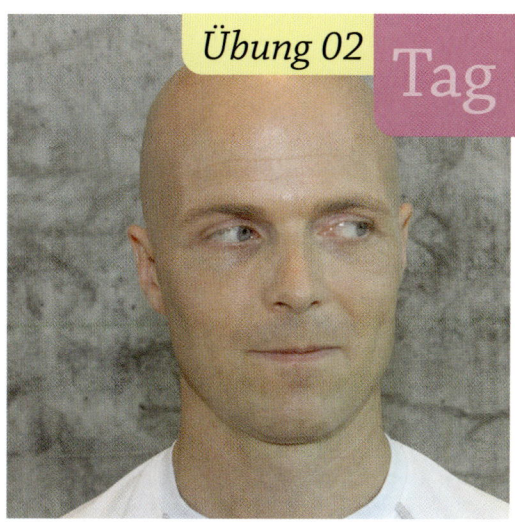

- Schaue nach so weit es geht nach rechts.

- Schaue nach links.
- Wiederhole 4- bis 6-mal.
- Dann schließe die Augen, atme tief ein und aus und fahre mit der nächsten Übung fort.

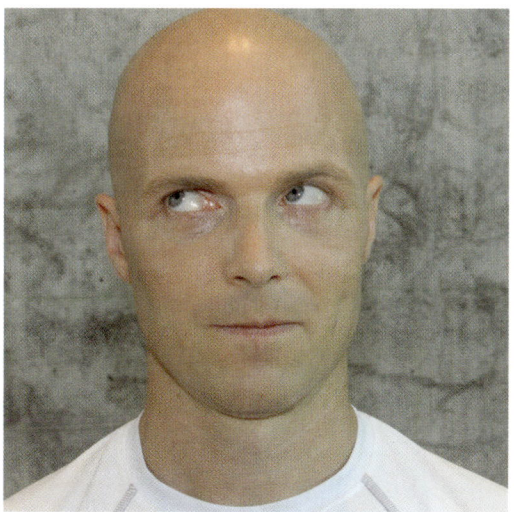

Übung 03

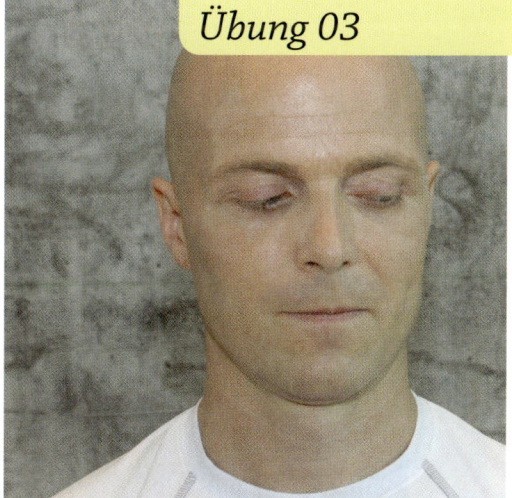

- Schaue nach oben rechts.

- Schaue nach unten links.
- Wiederhole 4- bis 6-mal.
- Wiederhole auf der anderen Seite, oben links und unten rechts.
- Dann schließe die Augen, atme tief ein und aus und fahre mit der nächsten Übung fort.

Übung 04

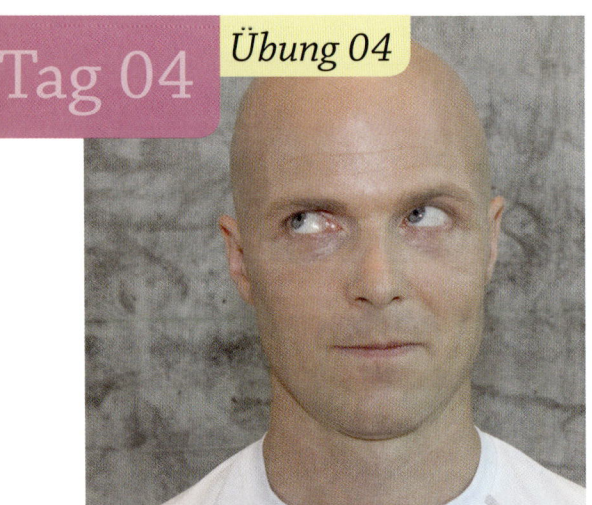
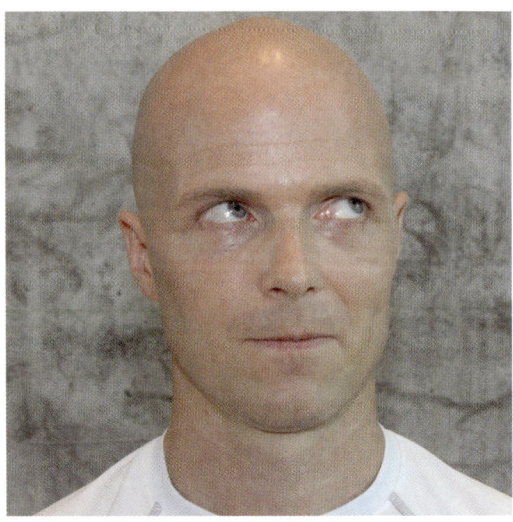
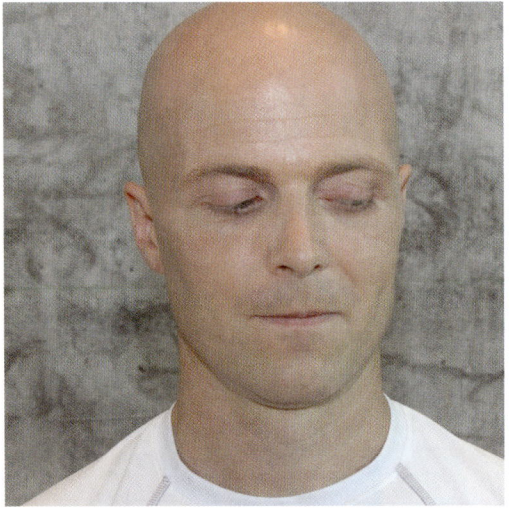
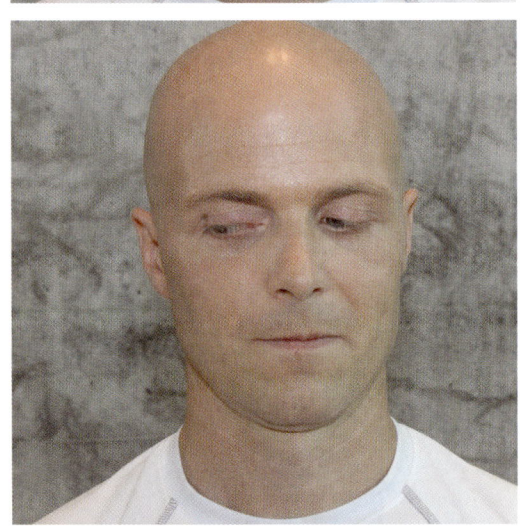

- Kreise die Augen im Uhrzeigersinn.

- Probiere, möglichst große Kreise zu machen.

- Wiederhole 2- bis 3-mal.

- Wechsle die Richtung und wiederhole 2- bis 3-mal.

- Schließe die Auge und reibe die Hände fest aneinander.

- Lege die erhitzten Handteller auf die Augen, um sie zu entspannen.

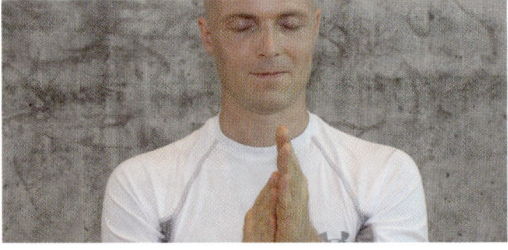
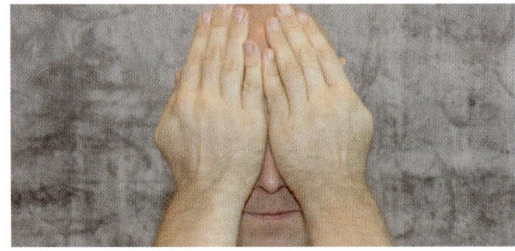

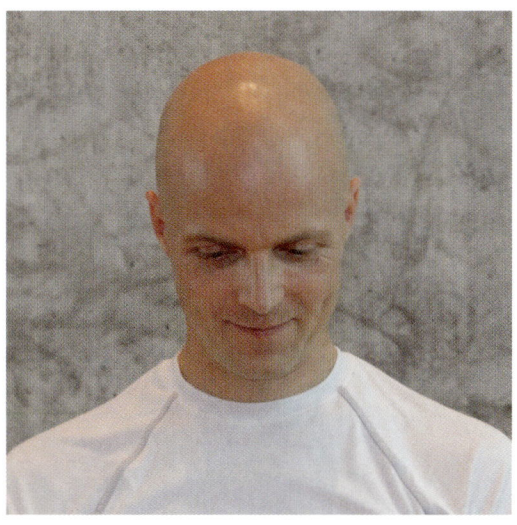

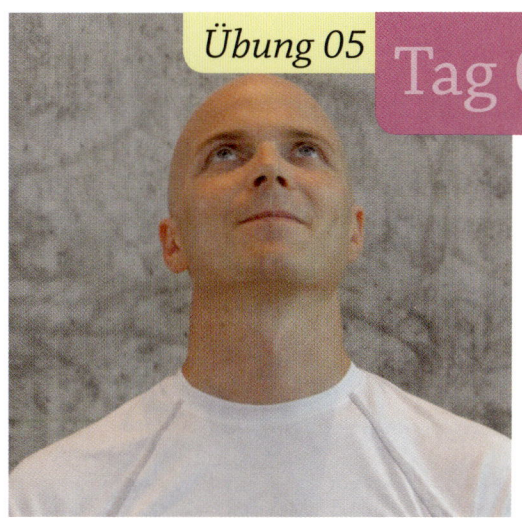

Übung 05

- Beuge den Kopf nach vorne in Richtung Brustbein.
- Mache die Bewegung nur so groß, wie es sich gut anfühlt.

- Beuge den Kopf in den Nacken.
- Wiederhole 4- bis 6-mal.

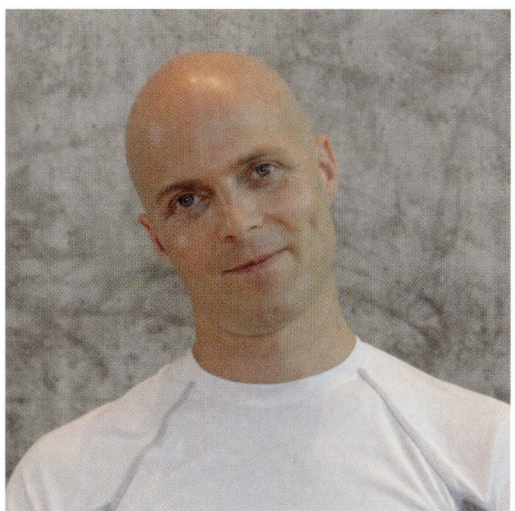

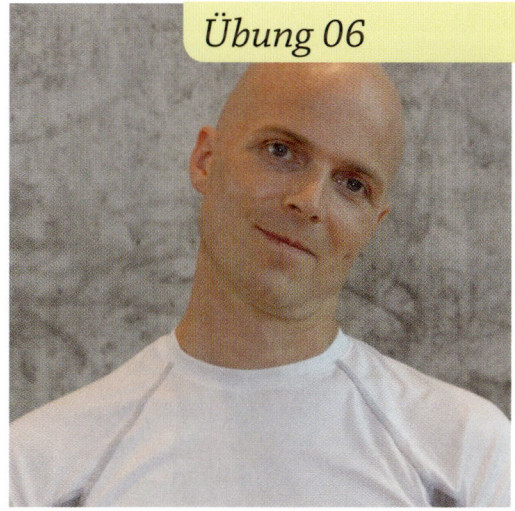

Übung 06

- Neige den Kopf nach rechts.
- Die Schultern bleiben regungslos.

- Neige den Kopf nach links.
- Die Schultern bleiben regungslos.
- Wiederhole 4- bis 6-mal.

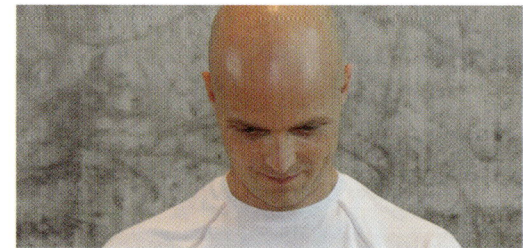
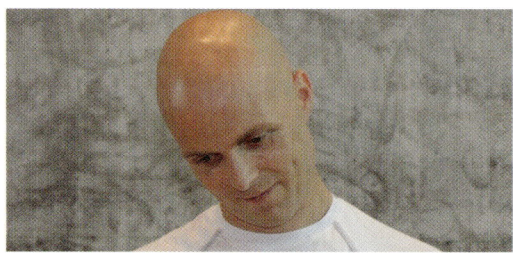
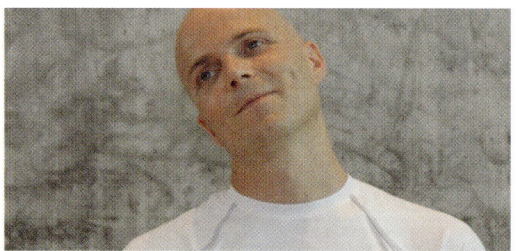
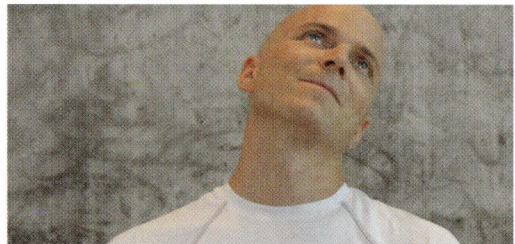
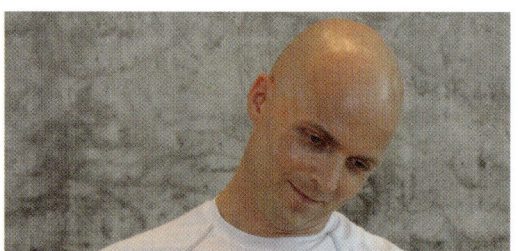
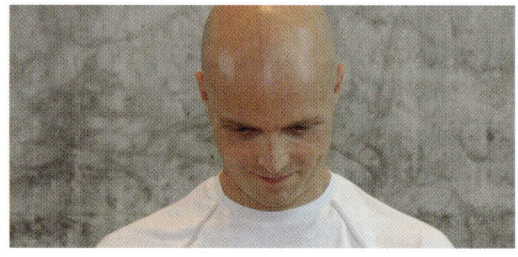

- Kreise den Kopf im Uhrzeigersinn.
- Mache die Bewegung nur so groß, wie es sich gut anfühlt.
- Wiederhole 2- bis 3-mal.
- Wechsle die Richtung und wiederhole 2- bis 3-mal.

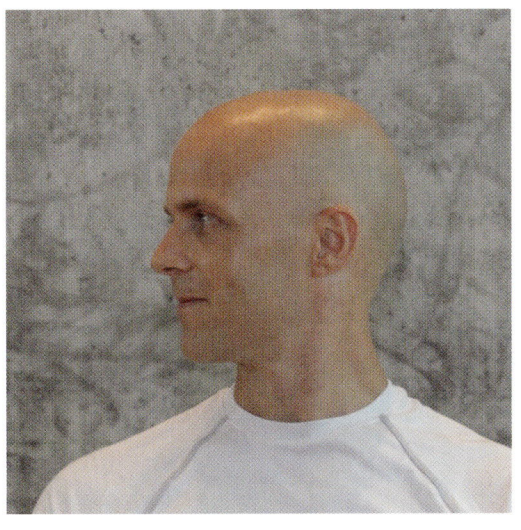
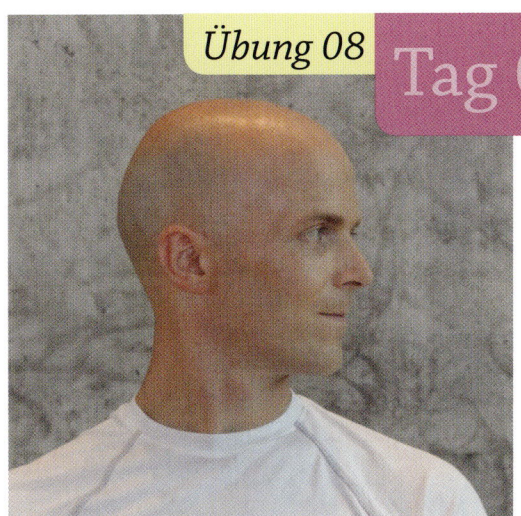

- Schaue über die rechte Schulter.
- Achte darauf, dass der Nacken aufrecht bleibt.

- Schaue über die linke Schulter.
- Wiederhole 2- bis 4-mal.

Übung 09

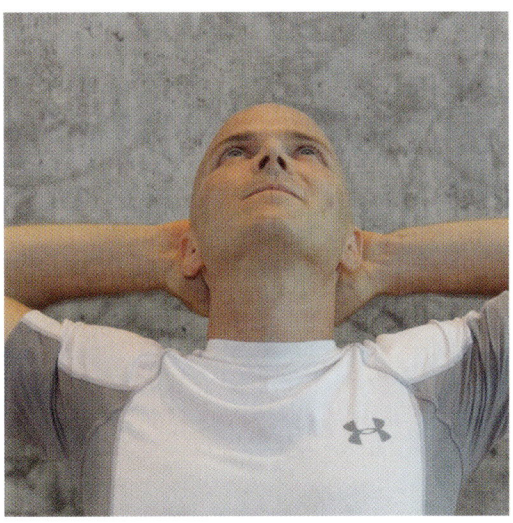
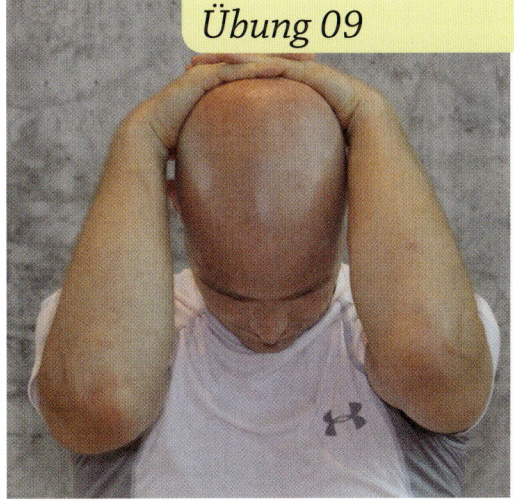

- Verschränke die Hände hinter dem Kopf.
- Ziehe mit der Einatmung Ellbogen, Schultern und Kopf nach hinten, sodass sich der Brustkorb nach vorne wölbt.

- Beuge den Kopf nach vorne und lasse Arme und Kopf entspannt hängen.
- Spüre die Dehnung im Nacken.

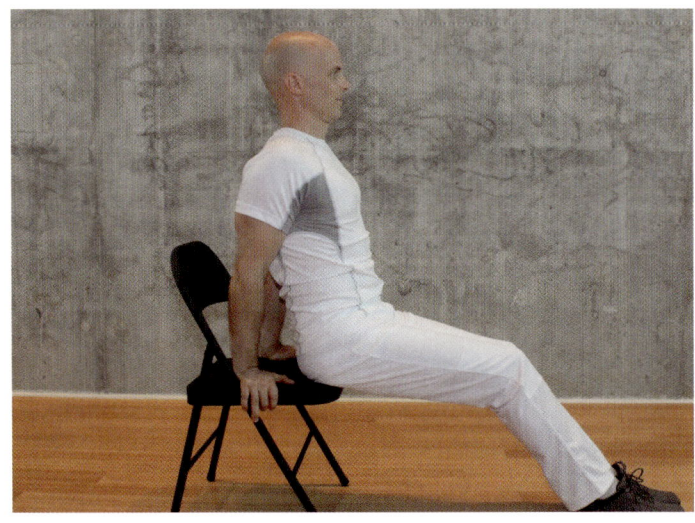

- Stelle die Hände hinter Dir auf die Sitzfläche.

- Strecke die Beine vor Dir aus, die Knie sind leicht gebeugt, die Füße stehen am Boden.

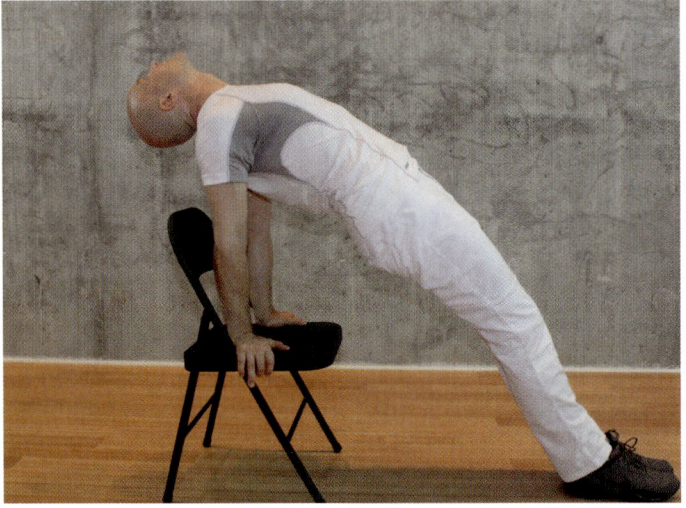

- Mit der Einatmung hebe das Becken und rolle den Kopf leicht in den Nacken.

- Senke das Becken und beuge Dich leicht nach vorne.

- Spüre die sanfte Dehnung im unteren Rücken.

- Wiederhole die Übung noch 1-mal.

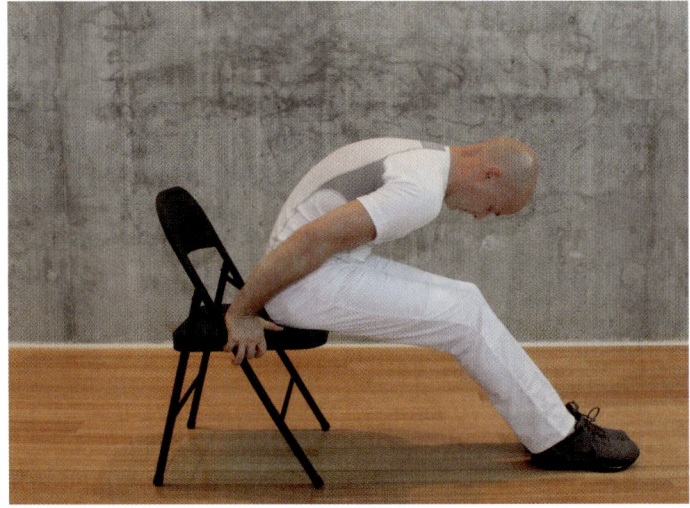

- Komme in die Tischstellung.
- Die Beine sind etwa schulterweit auseinander, die Hände stehen unter den Schultern.

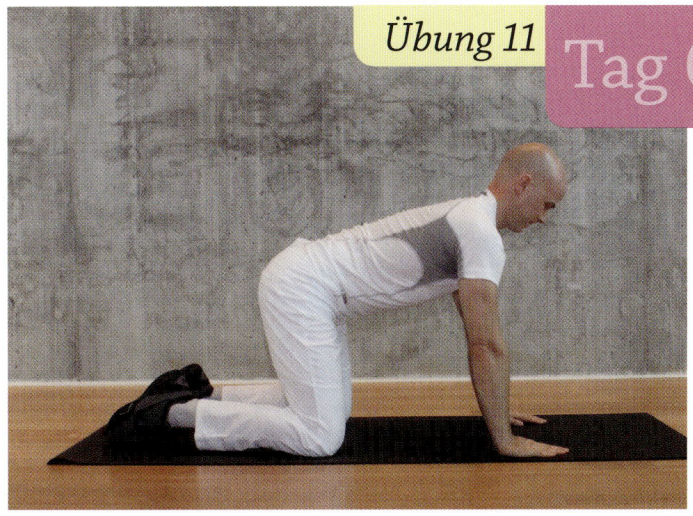

- Ausatmen, senke den Kopf und wölbe den Rücken nach oben.

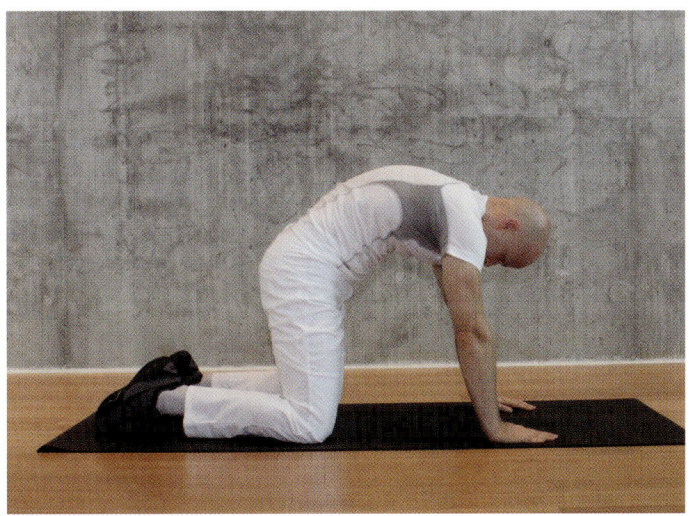

- Einatmen, hebe den Kopf in den Nacken und beuge den Rücken.
- Wiederhole 4- bis 6-mal.

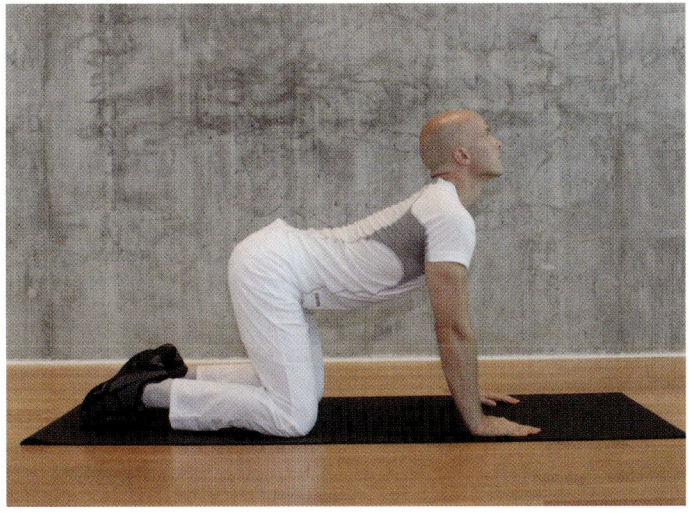

Übung 12

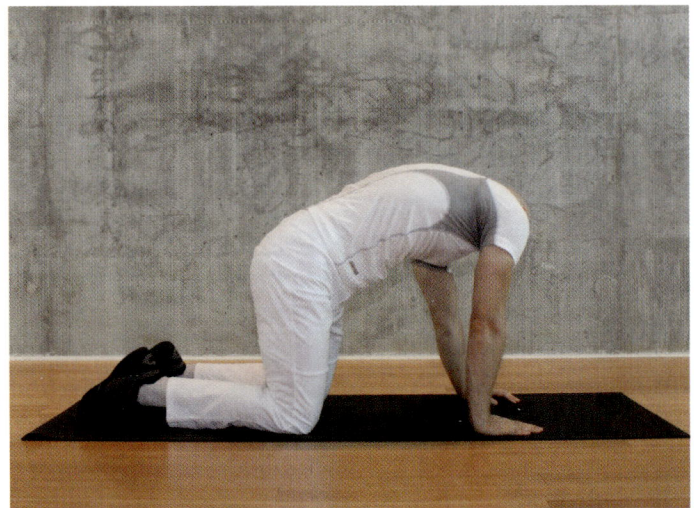

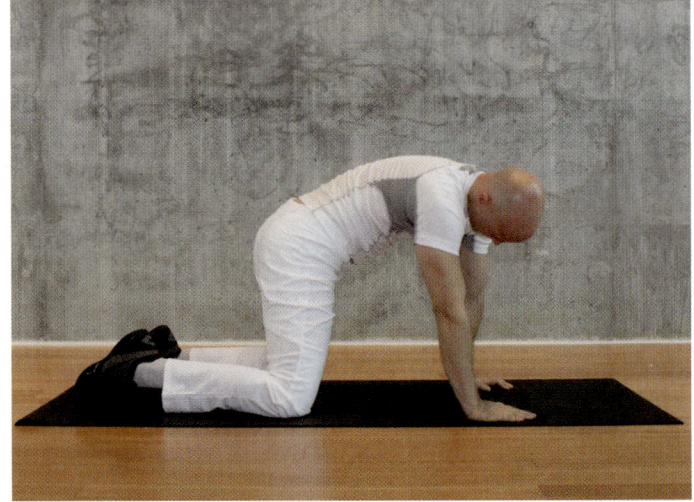

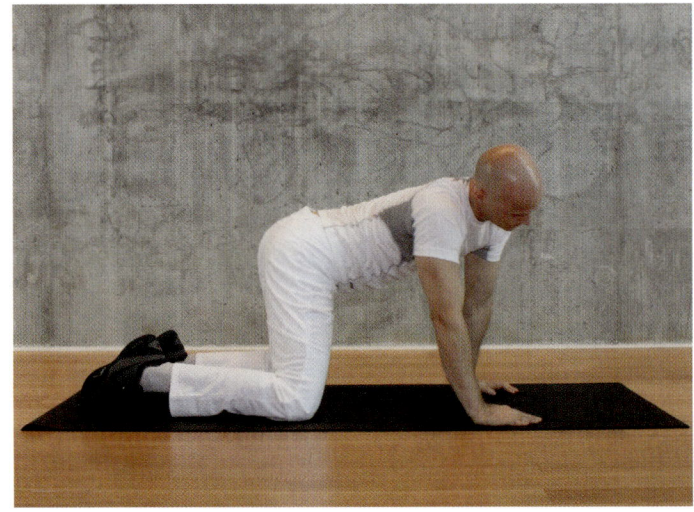

- Kreise den Rücken 2- bis 3-mal im Uhrzeigersinn.

- Wechsle die Richtung und wiederhole 2- bis 3-mal.

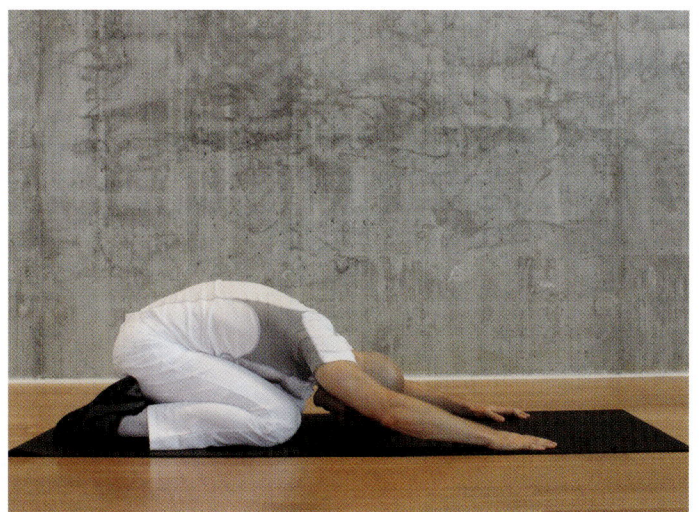

- Wölbe den Rücken und lasse Dich in Richtung Fersen senken.

- Wenn möglich, setze Dich auf die Fersen und stelle die Stirn am Boden ab.

- Atme ein paar Mal tief in den Bauch und spüre die sanfte Dehnung im unteren Rücken.

Richte Dich langsam wieder auf und beende die Trainingseinheit.

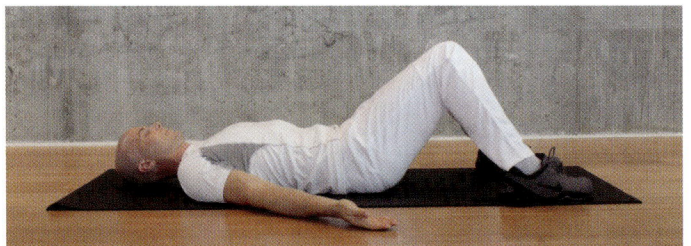

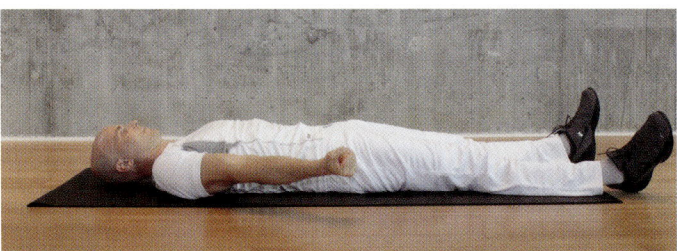

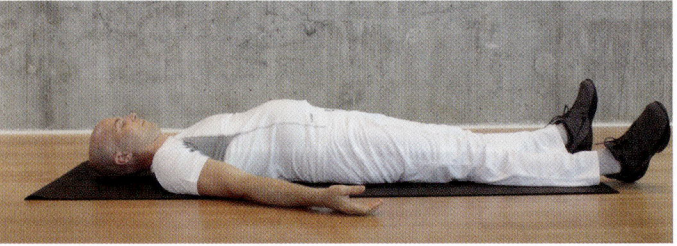

- Lege Dich auf den Rücken.
- Gib die Beine etwa schulterweit auseinander oder
- stelle die Füße so, dass die Knie aneinander lehnen.
- Die Arme sind etwa 30 cm entfernt vom Körper, die Handflächen zeigen zur Decke. Dadurch können auch die Schultergelenke entspannen.
- Rolle den Kopf von Seite zu Seite und entspanne den Nacken.
- Bringe den Kopf zurück zur Mitte und schließe die Augen.
- Hebe das rechte Bein 1 Zentimeter an.
- Spanne es fest an.
- Lasse es zum Boden fallen.
- Wiederhole mit dem linken Bein.
- Hebe den rechten Arm und mache eine Faust.
- Spreize die Finger.
- Lasse den Arm zum Boden fallen.
- Wiederhole mit dem linken Arm.
- Atme tief in den Bauch, wölbe den Bauch nach außen.
- Entspanne den Bauch.

- Spanne das Gesicht an, als ob Du in eine Zitrone gebissen hättest.

- Entspanne das Gesicht.

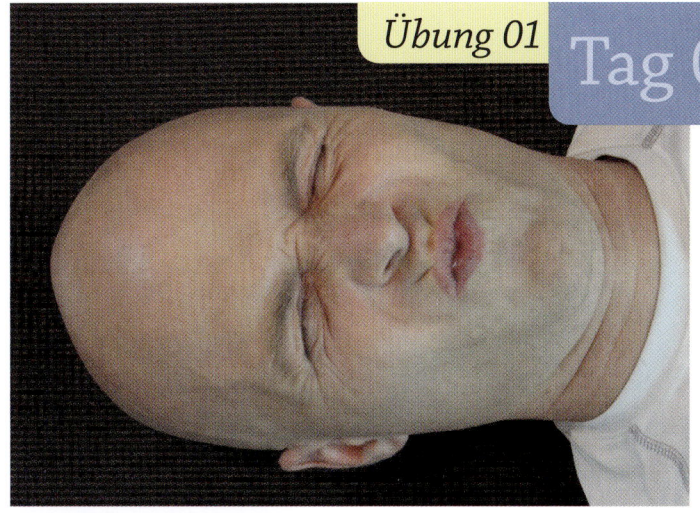

- Öffne den Mund, strecke die Zunge heraus und schaue nach hinten.

- Entspanne das Gesicht.

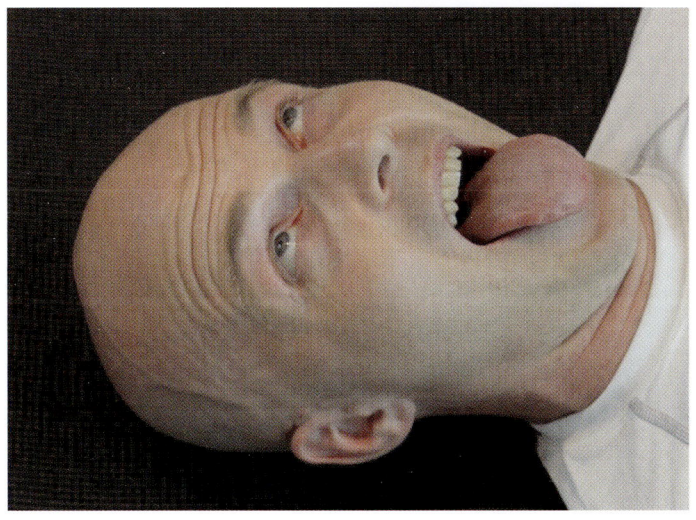

Geistig entspanne:

- Zehen und Füße,
- Waden,
- Knie,
- Oberschenkel,
- Hüften,
- Gesäß,
- Bauch,
- unteren Rücken,
- oberen Rücken,
- Brustkorb,
- Finger und Hände,
- Arme und Schultern,
- Nacken,
- Gesicht.

Konzentriere Dich auf den Punkt zwischen den Augenbrauen, der in östlichen Traditionen als der Sitz des Bewusstseins, der Sitz der Konzentrationskraft bezeichnet wird.

Immer wenn Du merkst, dass der Geist abwandert, an etwas anderes denkt, bringe ihn zurück zu diesem Punkt. Probiere, für 1 bis 2 Minuten vollkommen konzentriert und aufmerksam zu bleiben und wiederhole geistig

ununterbrochen: »Ich bin vollkommen entspannt, ich bin vollkommen entspannt, ich bin vollkommen entspannt.«

Dann bringe die Aufmerksamkeit zurück zum Atem, atme tief ein. Bewege leicht Hände und Füße, strecke Dich und beende die Einheit.

41

Tag 06 *Wiederhole Tag 01*

Tag 07 *Wiederhole Tag 02*

Tag 08 *Wiederhole Tag 03*

Tag 09 *Wiederhole Tag 04*

Tag 10 *Wiederhole Tag 05*

Nimm Dir vor dem Üben immer wieder etwas Zeit, Dein körperliches und geistiges Befinden zu betrachten.

Mache ein paar Notizen. Dann führe die Übungen aus und vergleiche Dein Befinden nach dem Üben mit Deinen Notizen.

Die Wirbelsäule ...

... hält Dich gerade und trägt das Gewicht Deines Körpers.

... bestehen aus 33 Wirbeln, die über Gelenke miteinander verbunden sind, damit Du Dich frei zu allen Seiten beugen und drehen kannst.

Bandscheiben liegen zwischen den Wirbeln als »Stoßdämpfer«.

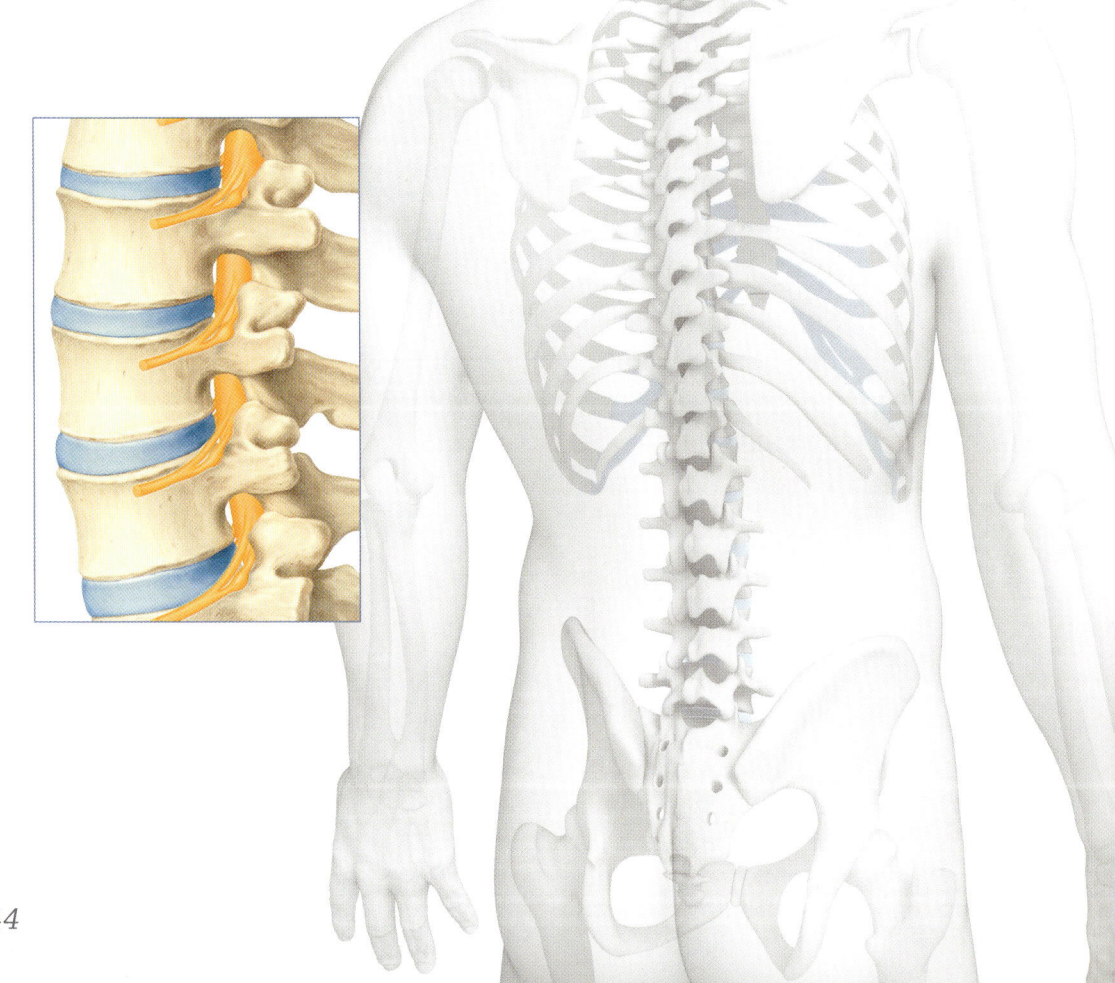

Die Muskulatur ...

... kann sich durch Anspannung aktiv verkürzen ...

... und hierdurch ein Gelenk bewegen ...

... oder durch Anspannung bestimmte Körperteile »festhalten«.

Durch das Verschieben von Muskelfasern gegeneinander wird die Muskelzelle kürzer. Knochen sind über Gelenke verbunden. Durch Anspannung eines Muskels werden die Knochen bewegt.

Die Rückenmuskulatur ...

... hält den Rücken aufrecht und »fest«.

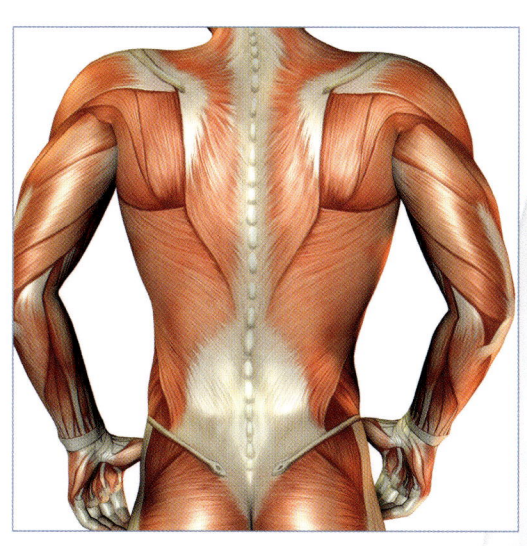

Die Stressreaktion ...

... ist eine unbewusste Reaktion des Körpers auf Bedrohung, um überleben zu können.

... soll den Körper auf Kampf oder Flucht vorbereiten.

... bewirkt daher u. a. folgende Veränderungen im Körper ...

... die Muskulatur wird angespannt, um schneller reagieren zu können,

... Blutdruck und Herzschlag werden erhöht, damit die Muskeln stärker durchblutet werden.

Dies gilt insbesondere auch für die Rückenmuskulatur.

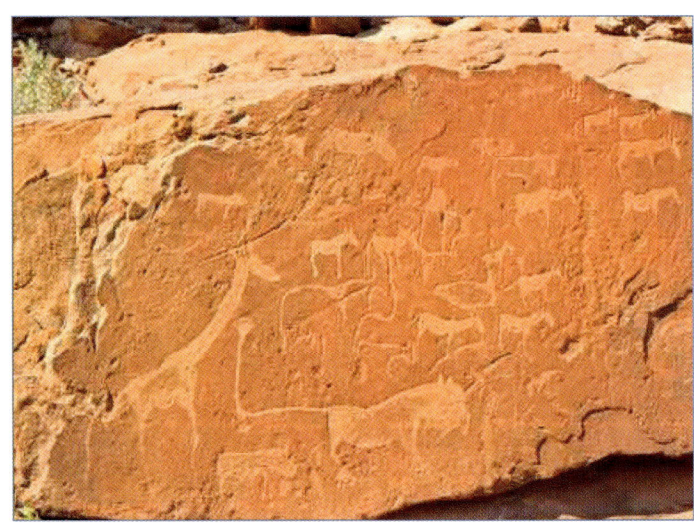

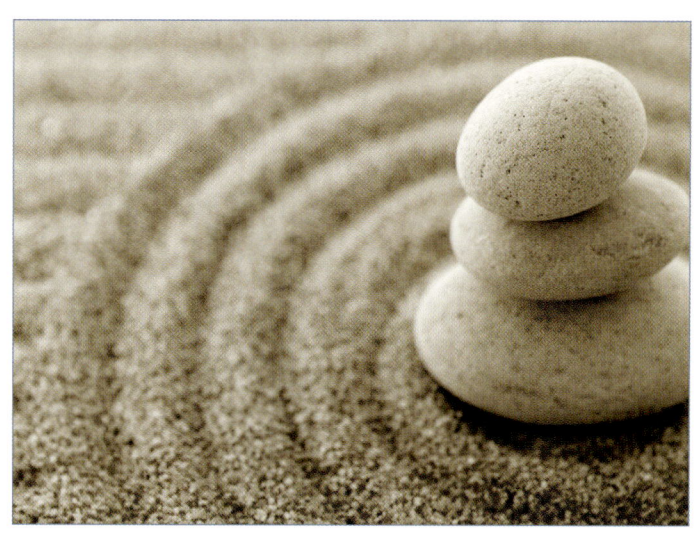

Die Entspannungsreaktion ...

... bewirkt die umgekehrten
Veränderungen im Körper ...

   ... die Muskulatur wird entspannt, ...

   ... der Blutdruck wird gesenkt,
Herzschlag und Atmung werden
verlangsamt.

Das autonome Nervensystem ...

... steuert diese Veränderungen
»autonom«, dies ist also kein bewusster
Vorgang, ...

... kann also nicht direkt gesteuert
werden, sondern nur indirekt durch
Übungen, wie Atemübungen und
bewusstes Muskelentspannen.

Verspannungen ...

... entstehen also (meistens) durch Stressbelastung, falsche Körperhaltung und fehlende Entspannung.

... sind unangenehm, aber nicht gefährlich.

Unser Körper ist »gebaut« für eine Tätigkeit als Jäger und Sammler, nicht für eine »starre« Tätigkeit unter hoher psychischer Belastung.

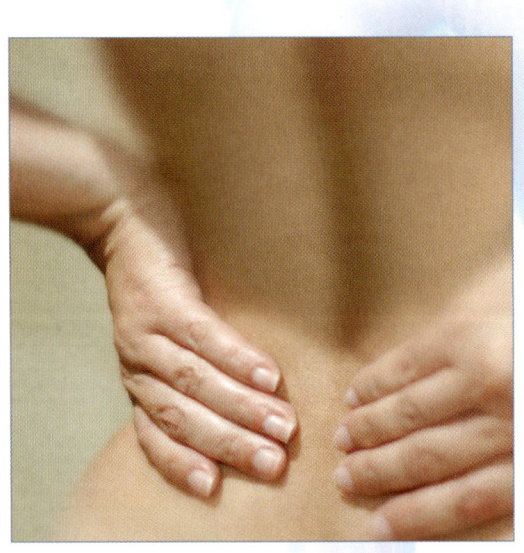
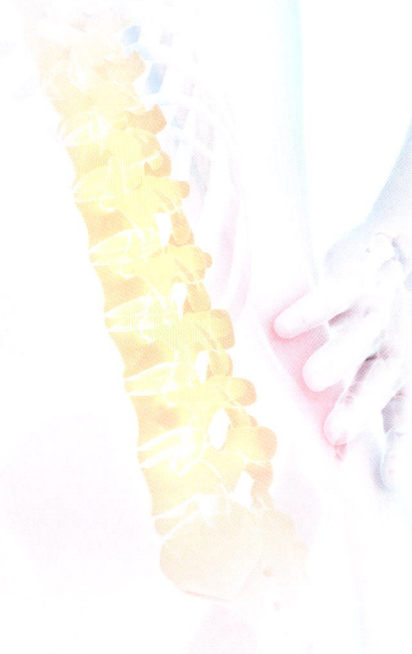

- Setze Dich auf die Vorderkante des Stuhls.

- Richte den Rücken auf und lege eine Hand auf den Bauchnabel.

- Atme 3 bis 4 Sekunden lang aus, ziehe den Bauch zur Wirbelsäule.

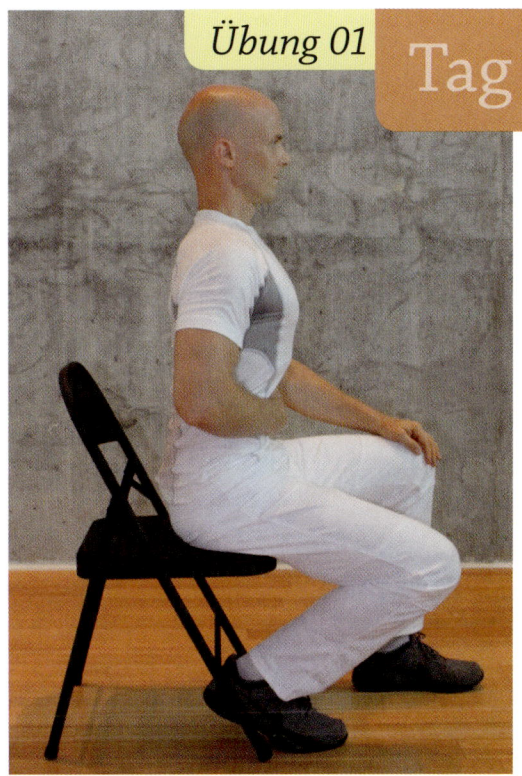

Übung 01

Tag 11

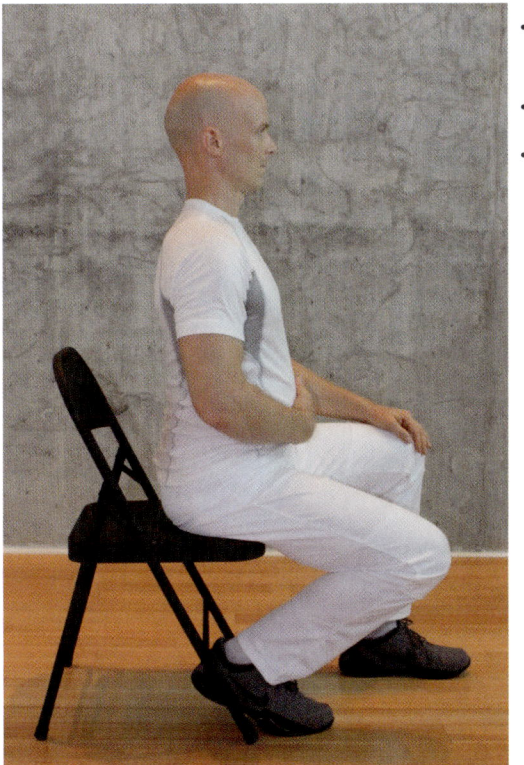

- Atme 3 bis 4 Sekunden lang ein, wölbe den Bauch nach außen.

- Wiederhole 4- bis 6-mal.

- Zähle geistig die Sekunden der Ein- und Ausatmung.

Übung 02

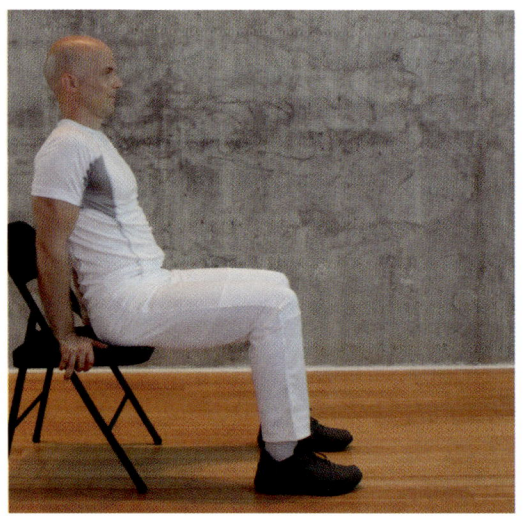

- Stelle beide Füße auf.
- Greife mit beiden Händen die Sitzfläche hinter dir.
- Lehne Dich mit geradem Oberkörper leicht zurück.

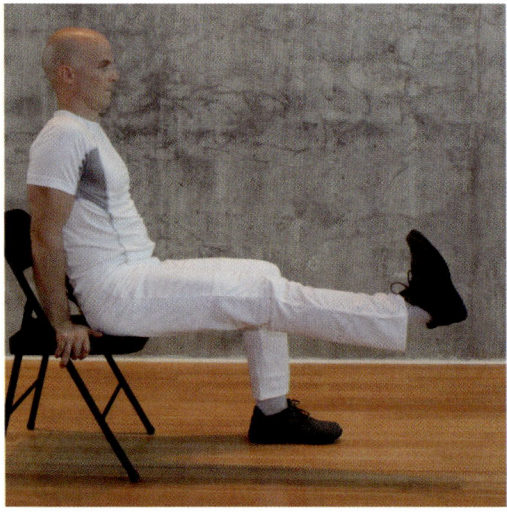

- Strecke das rechte Bein und hebe es hoch.
- Hebe das Bein nur so weit es geht, maximal parallel zum Boden.
- Ziehe die Zehen zum Kopf
- und strecke sie von Dir weg.
- Wiederhole die Bewegung des Fußes 5-mal.
- Wiederhole mit dem linken Bein.

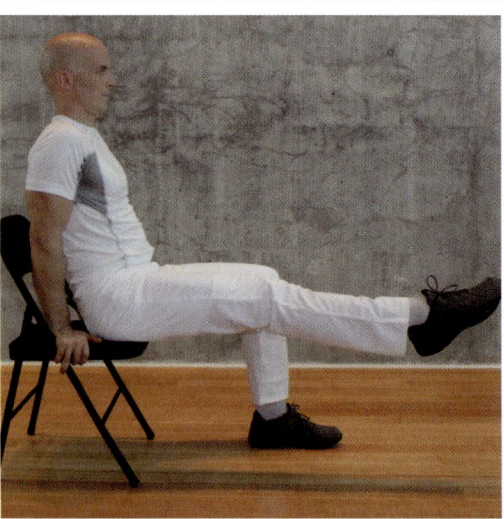

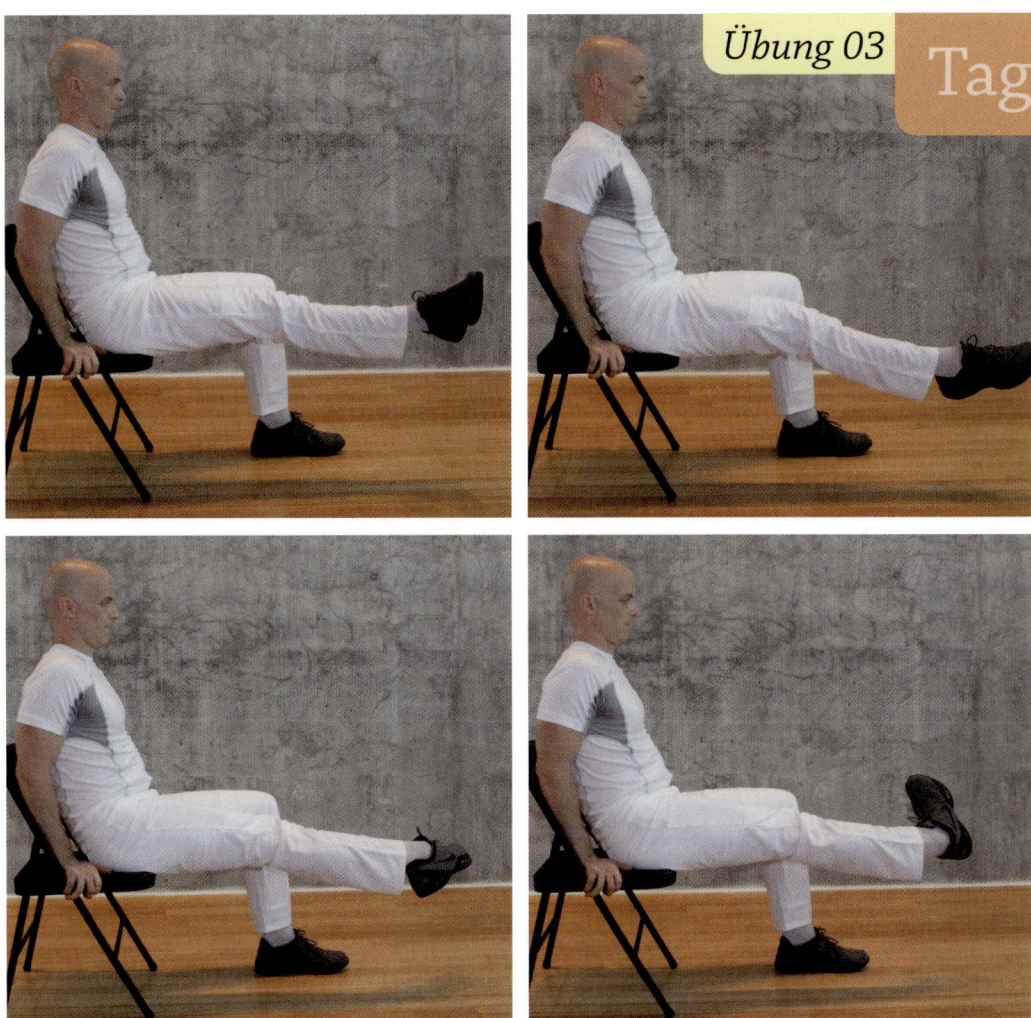

- Hebe das rechte Bein.
- Kreise den Fuß 2- bis 3-mal im Uhrzeigersinn.
- Wechsle die Richtung.
- Wiederhole mit dem linken Bein.

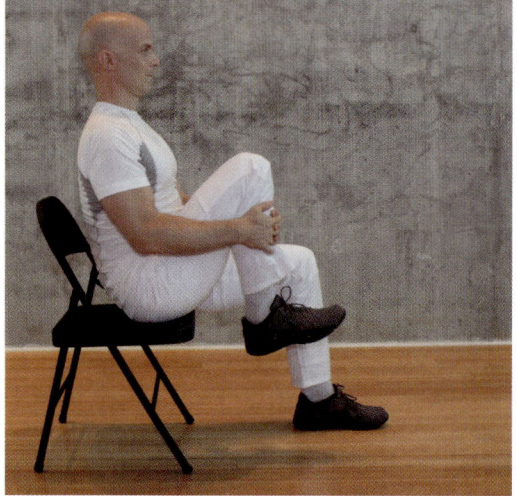

- Hebe dann das gebeugte rechte Bein in Richtung Oberkörper.

- Wenn möglich, greife das rechte Knie oder Schienbein.

- Beuge den Kopf leicht in Richtung Knie.

- Wiederhole mit dem linken Bein.

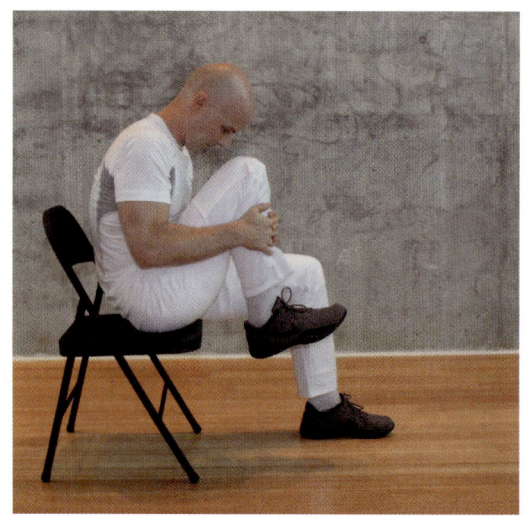

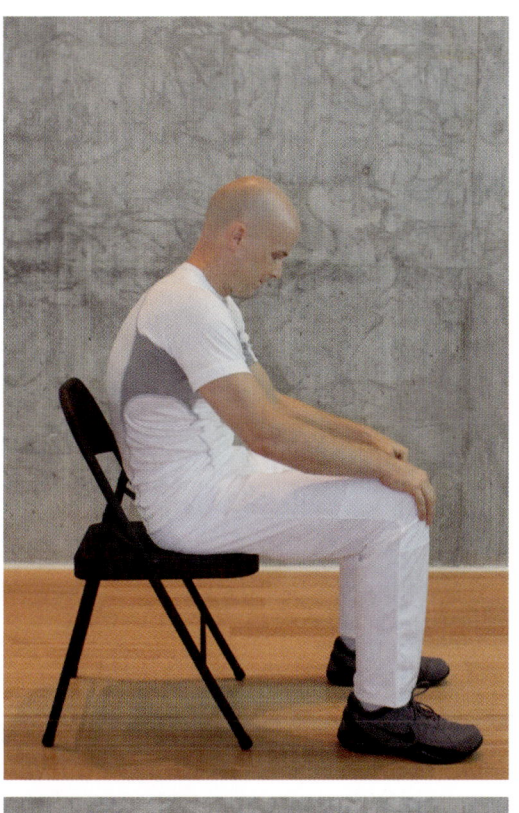

- Lege die Hände auf die Knie und richte den Rücken auf.

- Ausatmen, lasse den Kopf nach vorne sinken.

- Mache einen runden Rücken.

- Einatmen, richte Dich auf.

- Rolle den Kopf in den Nacken.

- Schiebe den Brustkorb nach vorne.

- Wiederhole 4- bis 6-mal.

Tag 11 — *Übung 06*

- Stehe auf und gib die Beine etwa schulterweit auseinander.
- Beuge die Beine leicht.
- Bringe die Arme vor die Brust.
- Achte darauf, dass der Oberkörper gerade bleibt.

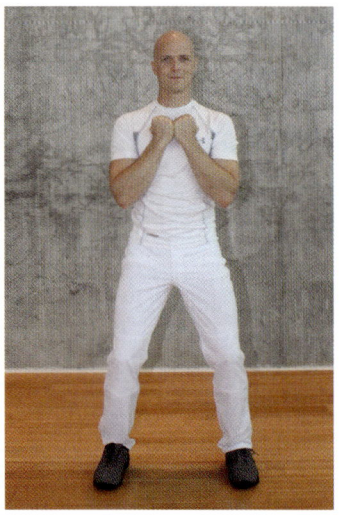

- Kreise den Oberkörper im Uhrzeigersinn.
- Ausatmen, beuge Dich runter und vor.
- Einatmen, komme wieder hoch.
- Wiederhole 3- bis 4-mal.
- Wechsel die Richtung, behalte den Atemrhythmus bei.

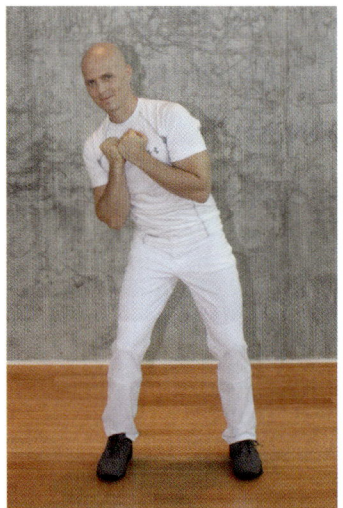

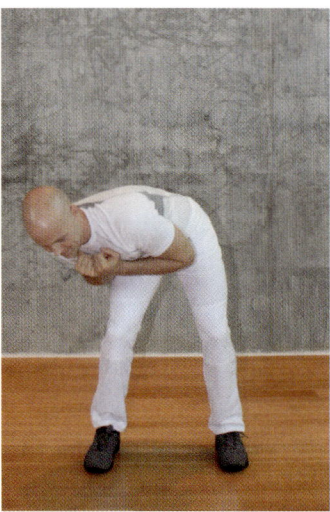

Richte Dich wieder auf und beende die Trainingseinheit.

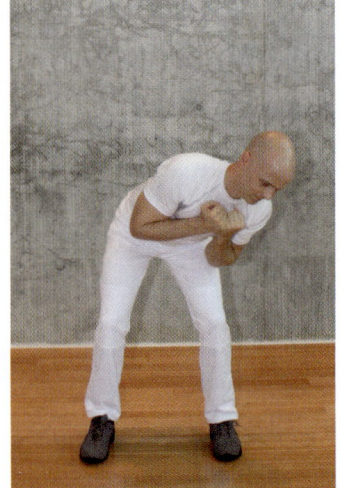

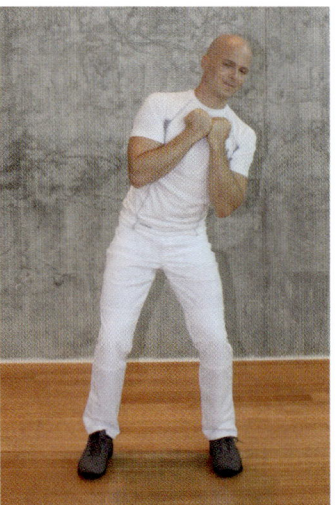

54

- Lege Dich auf den Rücken, stelle die Füße etwa schulterweit auseinander auf.

- Die Arme liegen am Körper, die Handflächen zeigen nach unten.

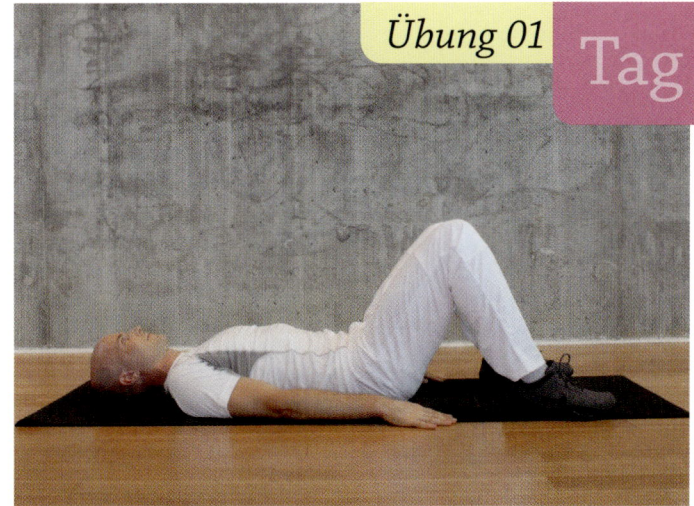

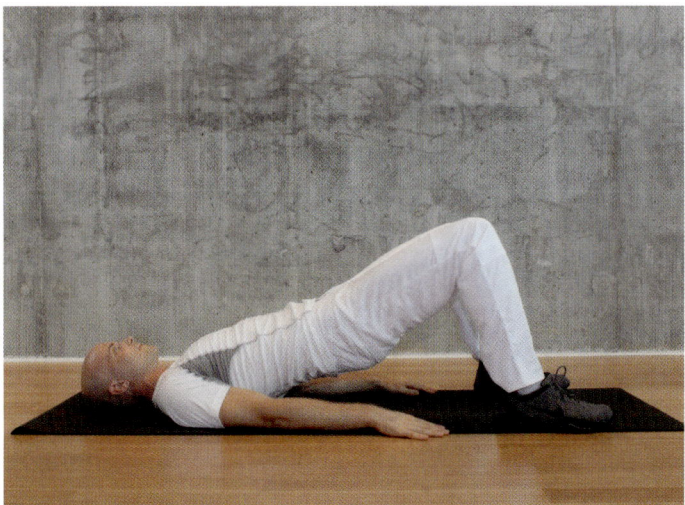

- Ausatmen, hebe das Becken. Halte die Stellung und atme tief weiter.

- Spanne das Gesäß fest an, um den unteren Rücken zu unterstützen.

- Wiederhole noch 2-mal.

Übung 02

- Schließe die Beine und hebe die Füße vom Boden hoch.
- Lege die Hände auf die Knie.
- Kreise die Knie ein paar Mal im Uhrzeigersinn, dann wechsle die Richtung.

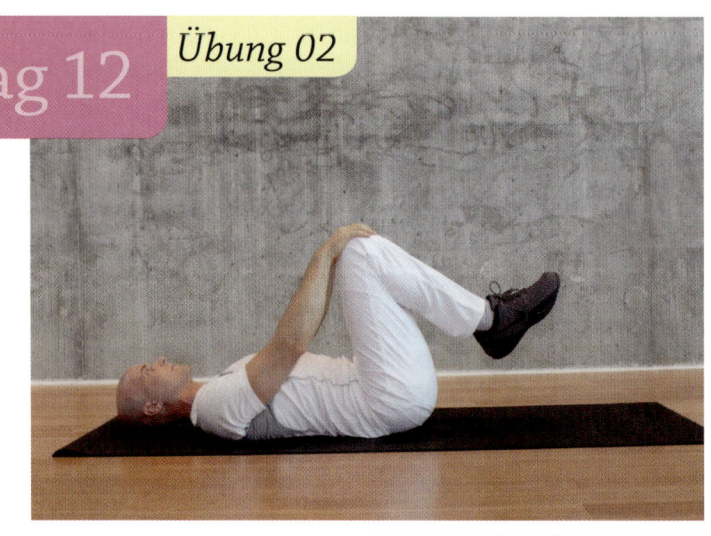

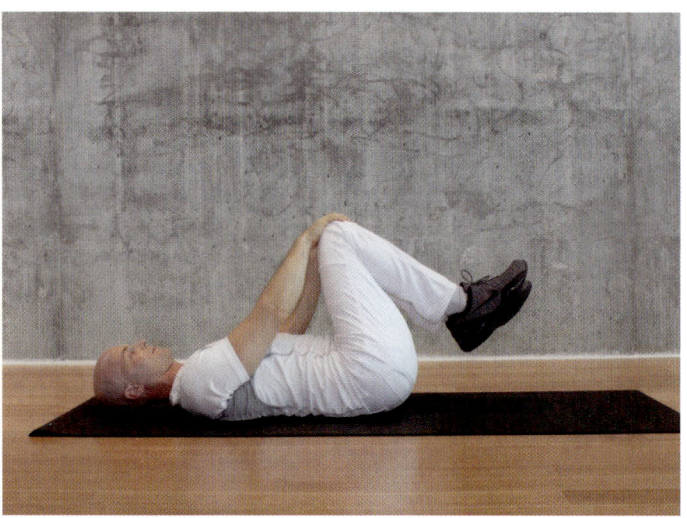

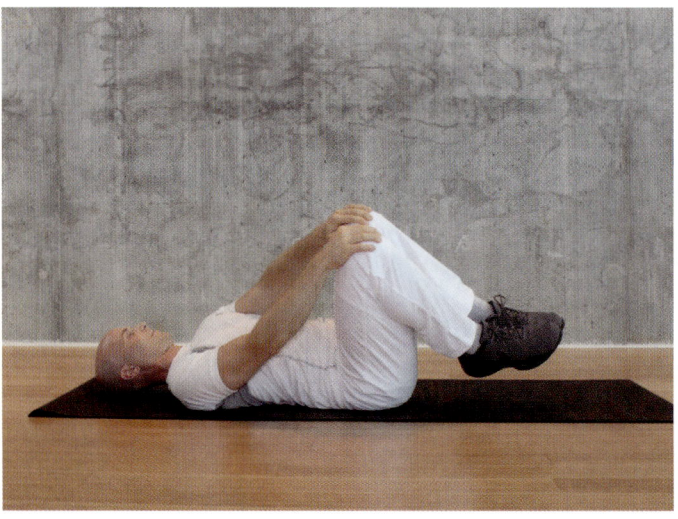

56

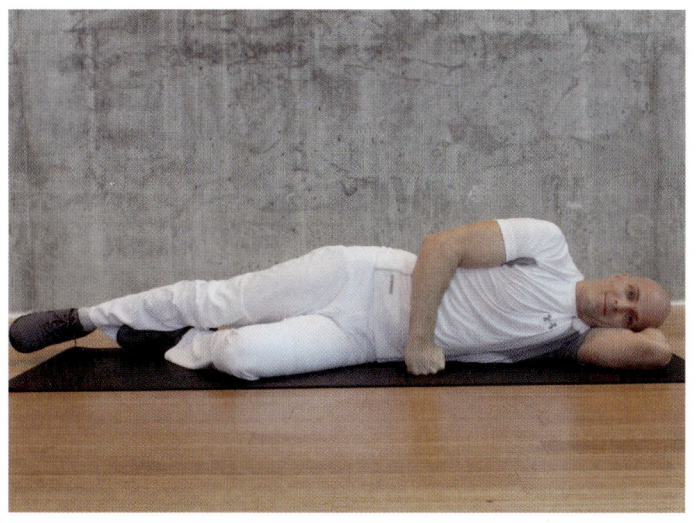

- Lege Dich auf die linke Seite und strecke die Beine etwas weiter aus.
- Der linke Arm ist angewinkelt unter dem Kopf.
- Die rechte Hand stützt vor Dir am Boden ab.

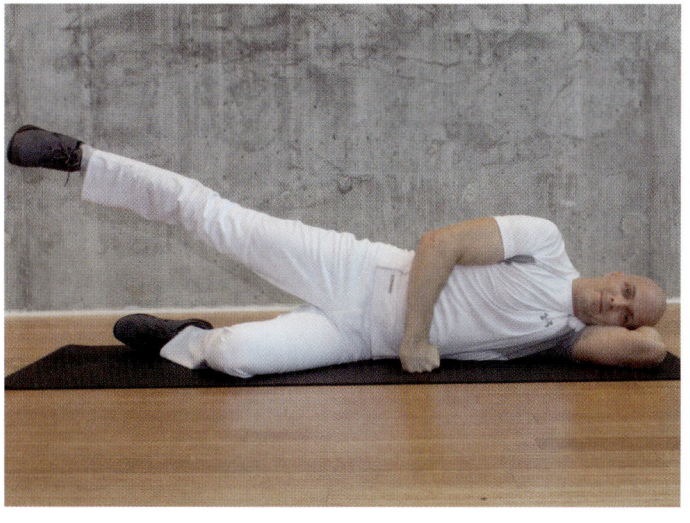

- Hebe das gestreckte rechte Bein.
- Halte die Stellung und atme tief weiter.
- Wiederhole noch 1-mal.
- Wechsle die Seite.

Übung 04

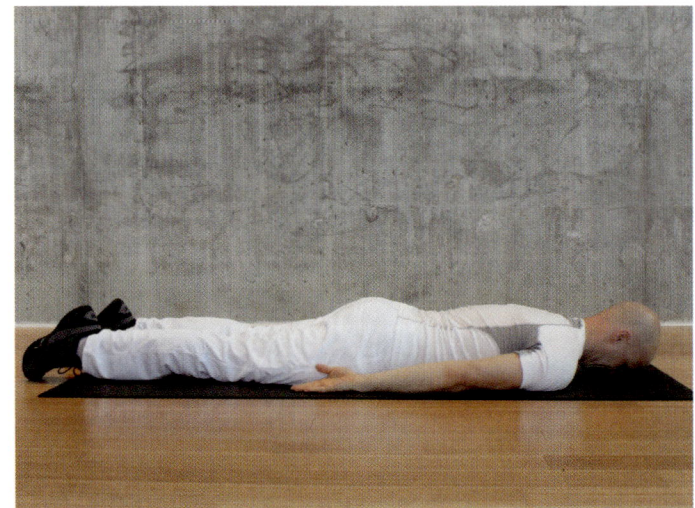

- Lege Dich auf den Bauch.
- Schließe die Beine.
- Lege die Arme seitlich an den Körper.
- Einatmen, hebe Arme, Beine und Kopf vom Boden hoch.
- Achte darauf, dass die Beine möglichst geschlossen bleiben und die Knie gestreckt sind.
- Der Kopf rollt leicht in den Nacken.
- Wiederhole noch 1-mal.

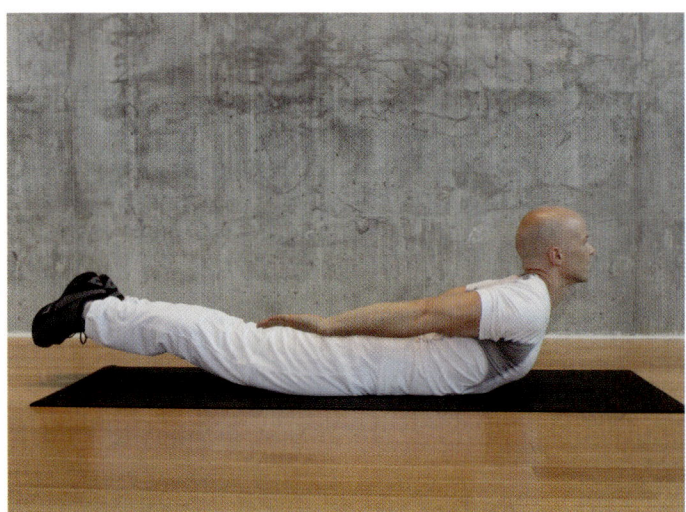

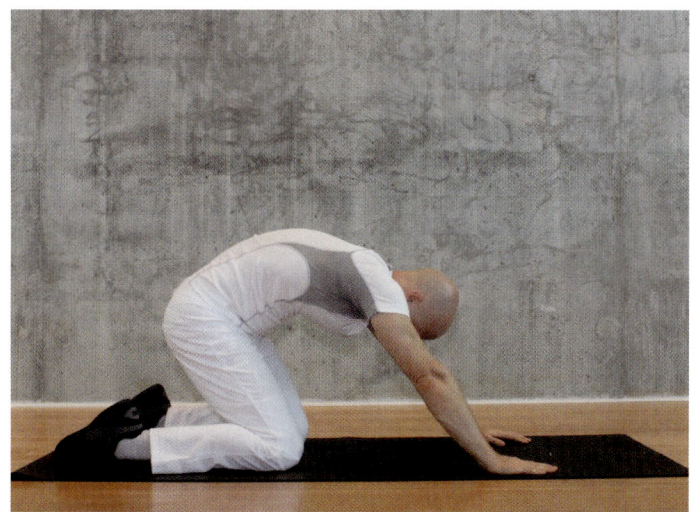

- Komme in die Tischstellung.
- Lasse Dich auf die Fersen zurücksinken.

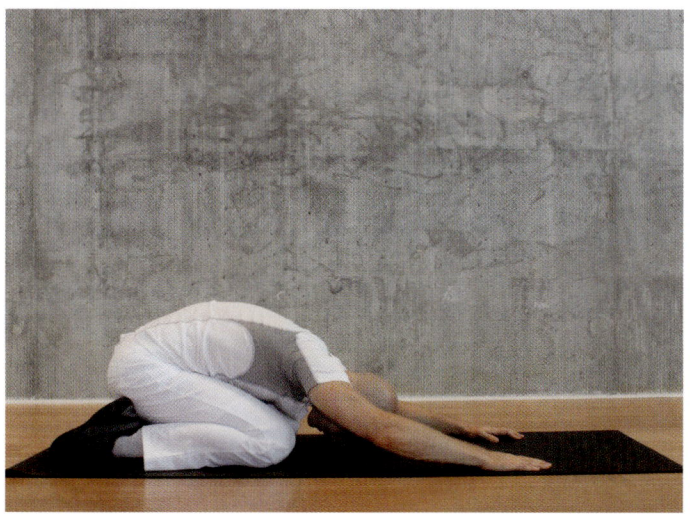

- Wenn Du Dich auf die Fersen setzen kannst, stelle die Stirn am Boden ab.
- Spüre die Dehnung im unteren Rücken.

Richte Dich mit der Einatmung langsam auf und beende die Trainingseinheit.

Übung 01

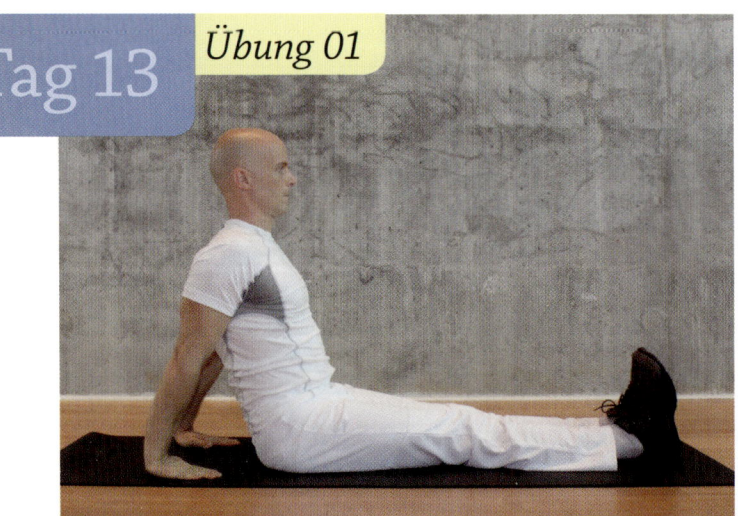

- Setze Dich auf den Boden.
- Strecke die Beine vor Dir aus.
- Stelle die Hände hinter Dir auf, die Finger zeigen zu den Füßen.

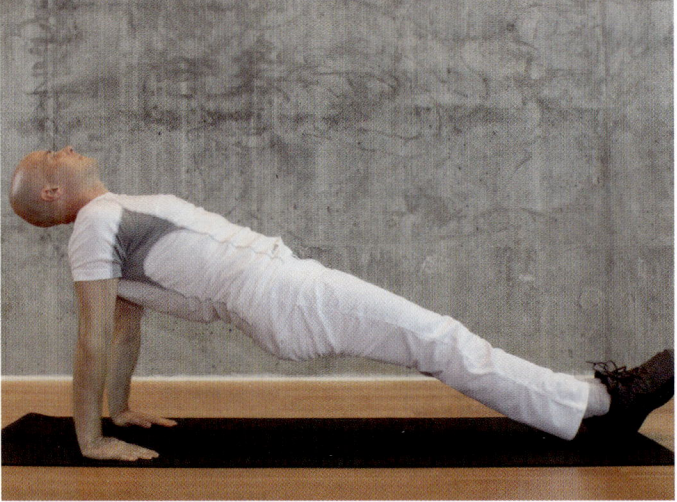

- Einatmen, hebe das Becken.
- Rolle den Kopf in den Nacken.
- Die Knie bleiben gestreckt.

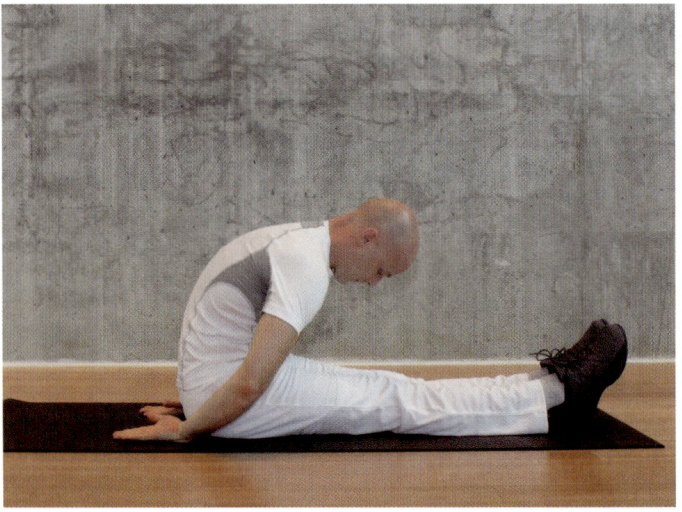

- Senke das Becken und beuge Dich sanft vor.
- Lasse die Beine ganz locker und entspanne den Rücken.
- Wiederhole noch 1-mal.

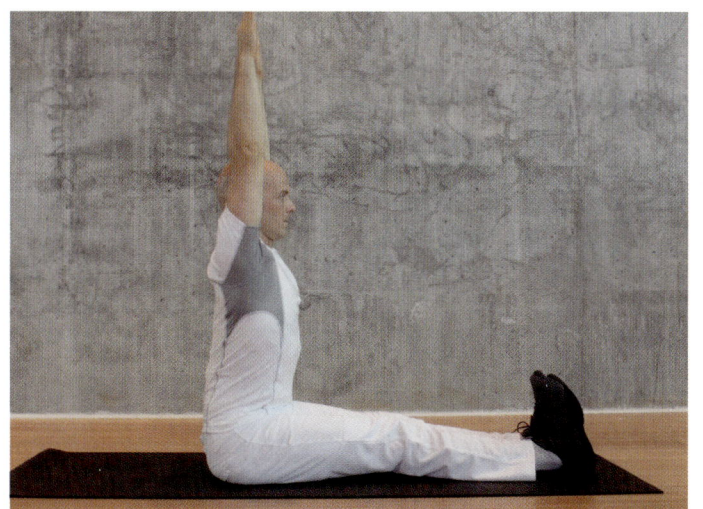

- Strecke die Beine vor Dir aus.
- Ziehe die Zehen in Richtung Kopf, sodass die Fersen von Dir wegschieben.
- Einatmen, strecke die Arme hoch, um die Wirbelsäule zu dehnen.

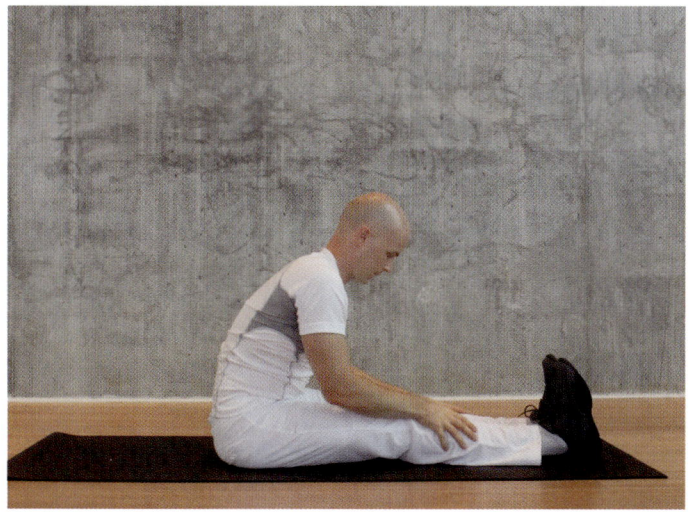

- Ausatmen, beuge Dich vor.
- Stelle die Hände auf den Beinen ab.
- Achte darauf, dass die Beine gestreckt bleiben und Du keinen Druck im Rücken spürst.

61

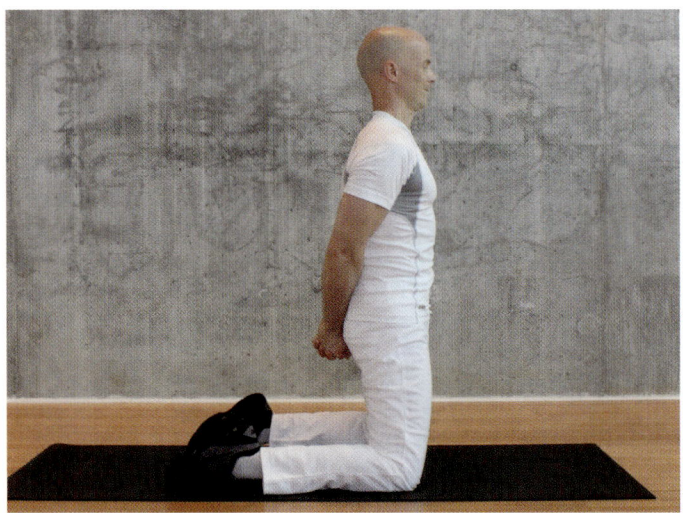

- Gib die Beine im Kniestand etwa schulterweit auseinander.

- Die Füße zeigen nach hinten.

- Verschränke die Hände hinter dem Rücken.

- Spanne das Gesäß leicht an und senke das Steißbein ab.

- Einatmen, rolle den Kopf in den Nacken und hebe das Brustbein.

- Spüre, wie sich die Muskulatur zwischen den Schulterblättern anspannt.

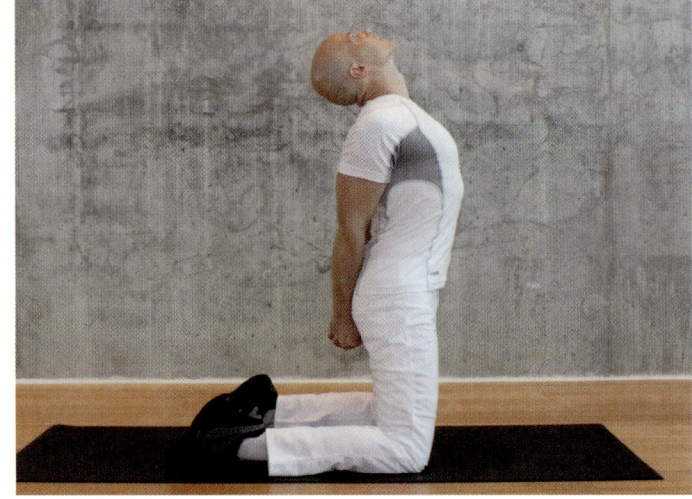

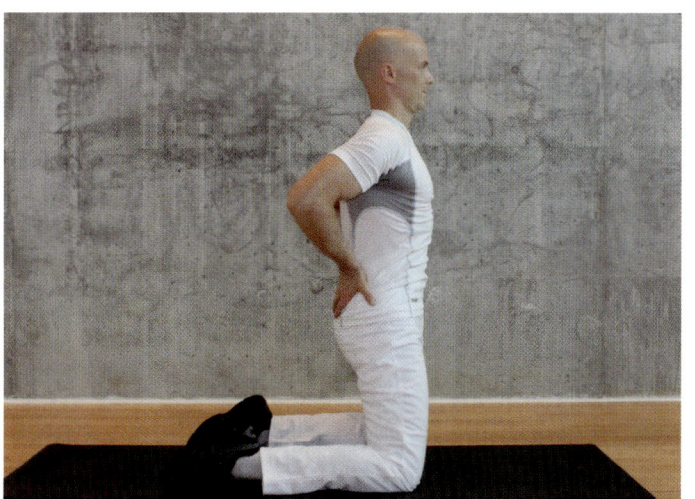

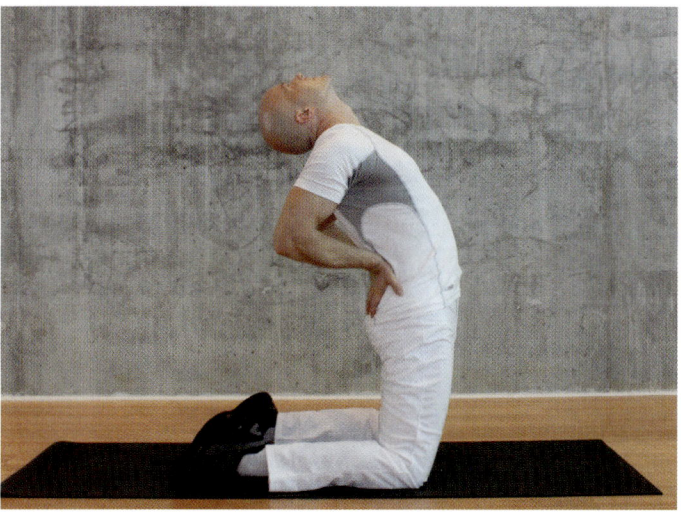

- Stelle die Hände in den unteren Rücken.

- Rolle den Kopf in den Nacken.

- Schiebe das Becken leicht nach vorne, beuge den Rücken.

Übung 05

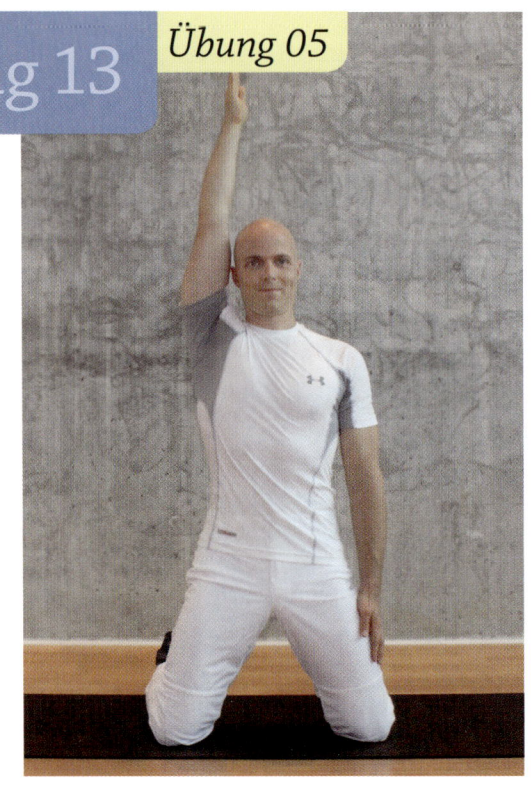

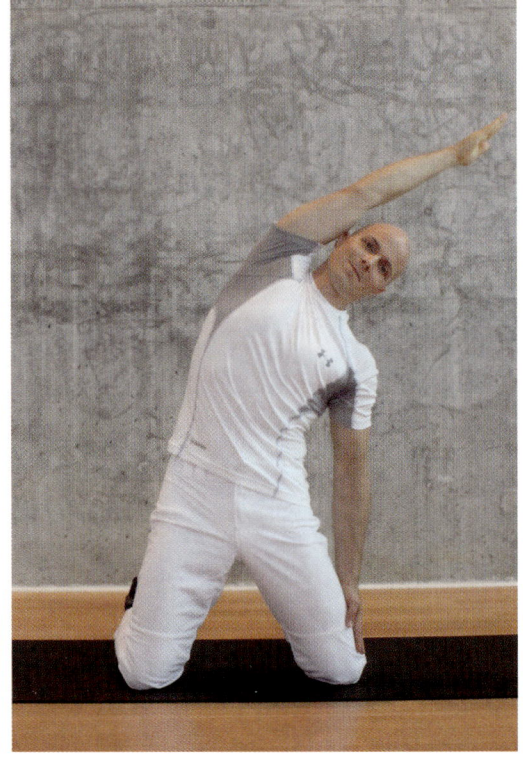

- Einatmen, strecke den rechten Arm hoch, sodass er am Kopf liegt.
- Die linke Hand liegt am linken Oberschenkel.

- Ausatmen, beuge Dich nach links.
- Achte darauf, dass der Oberkörper ganz aufrecht bleibt.
- Spüre die Dehnung in der rechten Seite des Oberkörpers.
- Wechsle die Seite.

Komme aus der Stellung und beende die Trainingseinheit.

- Lege Dich auf den Rücken.

- Mache ein »X« mit Armen und Beinen.

- Drehe den Kopf und schaue zur rechten Hand.

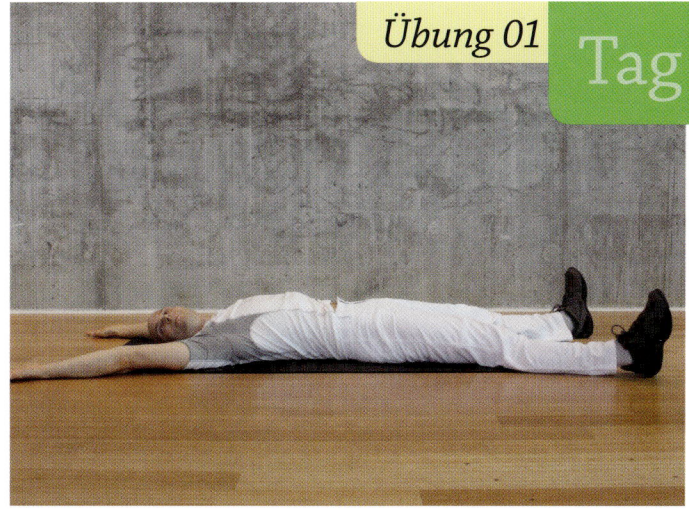

- Einatmen, hebe rechten Arm und linkes Bein.

- Probiere, die rechte Hand zum linken Schienbein oder Fuß zu bringen.

- Achte darauf, dass die linke Schulter am Boden liegen bleibt.

- Ausatmen, senken.

- Wiederhole noch 2-mal, dann wechsle die Seite.

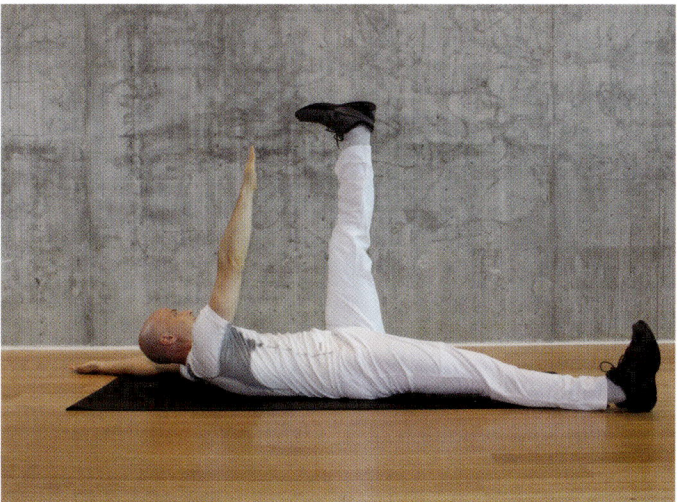

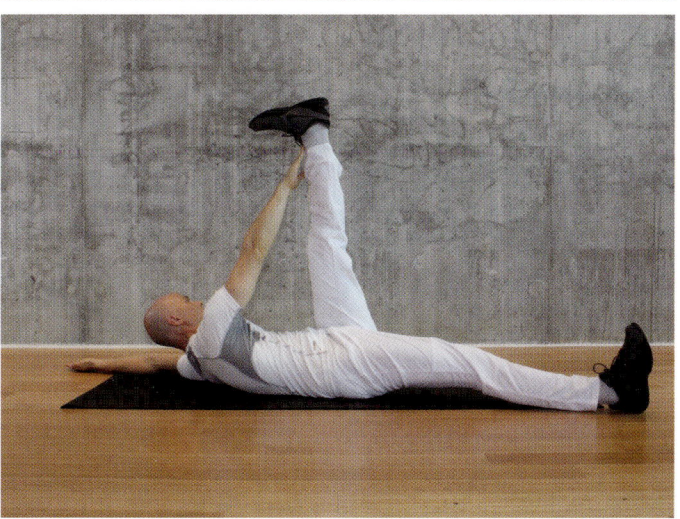

Übung 02

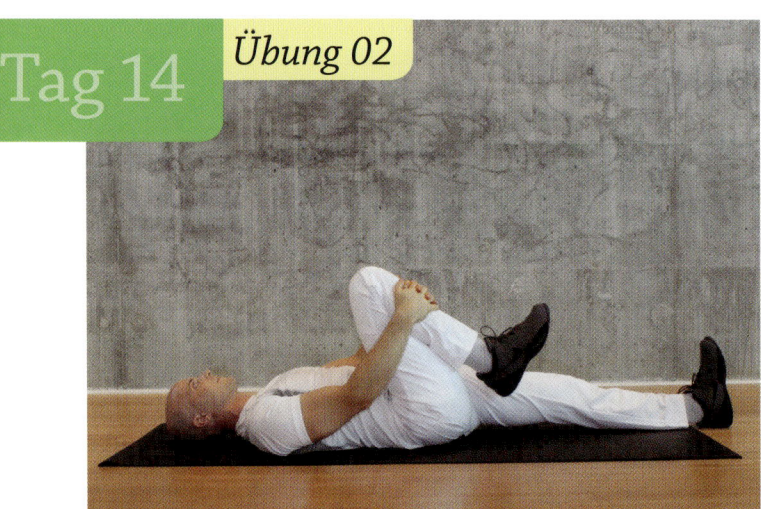

- Schließe die Beine und lege die Arme seitlich an den Körper.
- Beuge das rechte Bein.
- Greife das Knie oder Schienbein mit beiden Händen.
- Probiere, Oberkörper und Kopf möglichst am Boden zu lassen.
- Ziehe das Bein sanft in Richtung Oberkörper.

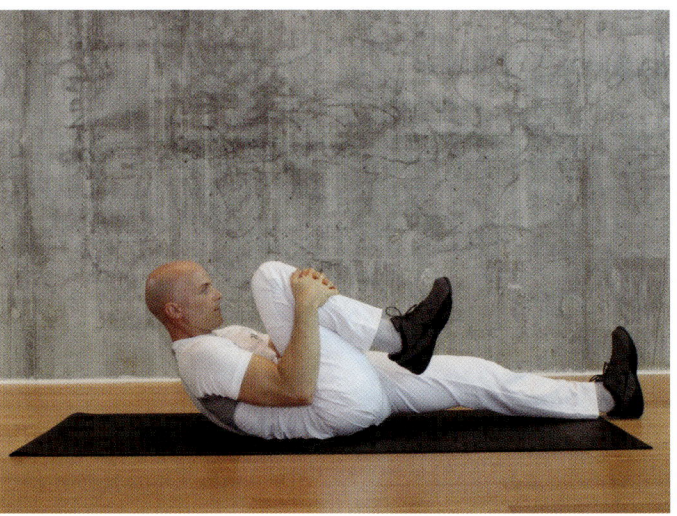

- Hebe den Kopf in Richtung Knie.
- Wechsle die Seite.

- Lege die Arme auf Schulterhöhe.
- Stelle den linken Fuß auf das rechte Knie.

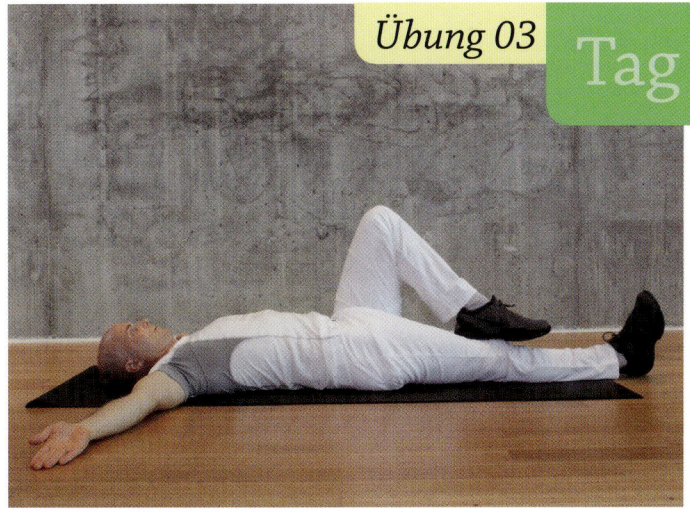

- Ausatmen, senke das linke Knie nach rechts.
- Achte darauf, dass die Schultern möglichst am Boden bleiben.
- Drehe den Kopf nach links.

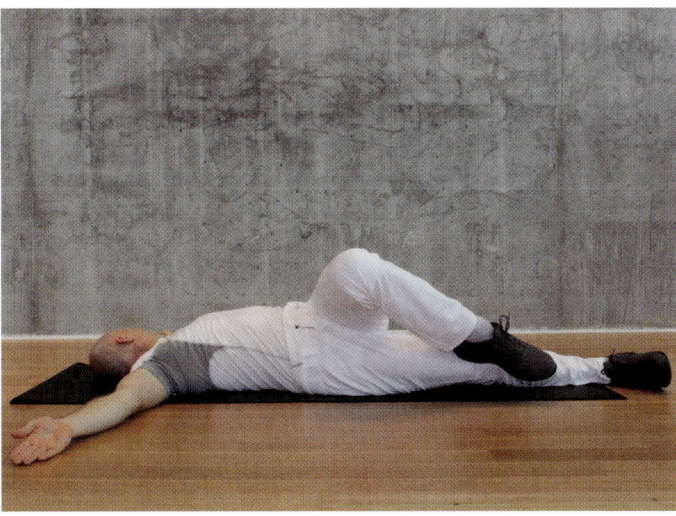

- Wenn möglich, lege die rechte Hand auf das linke Knie.
- Wechsle die Seite.

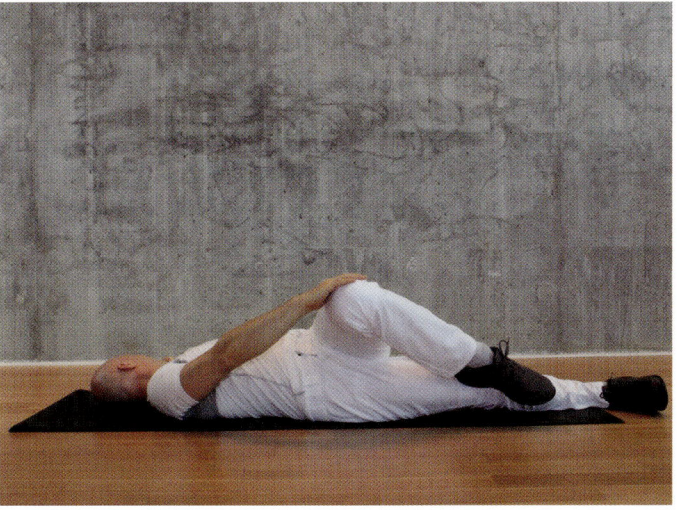

67

Übung 04

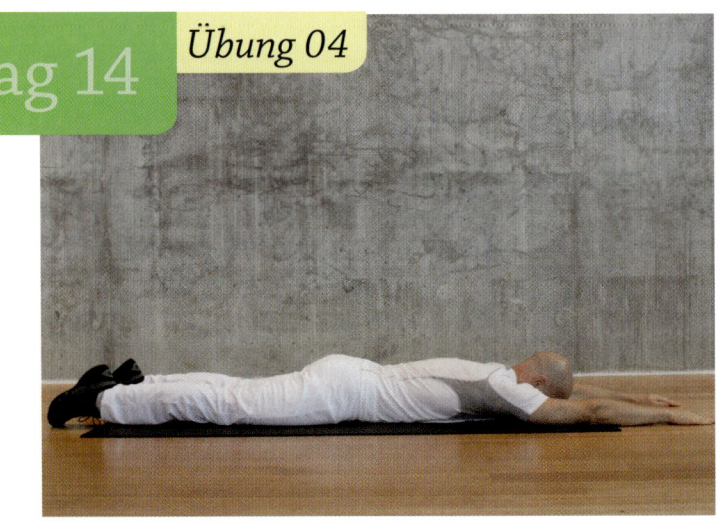

- Lege Dich auf den Bauch.
- Schließe die Beine und strecke die Arme nach vorne aus.

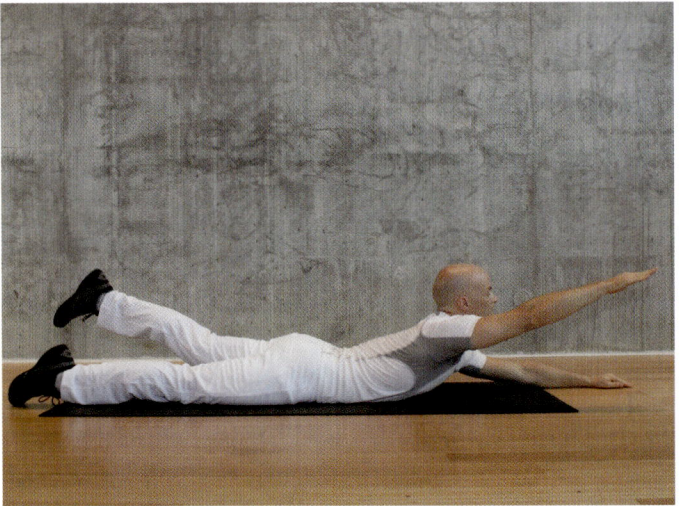

- Einatmen, hebe rechten Arm, linkes Bein und Kopf hoch.
- Ausatmen, senken.
- Wiederhole 3-mal, dann wechsle die Seite.

Übung 05

- Komme in die Tischstellung.
- Mache einen Katzenbuckel.
- Lassen den Kopf lockern nach vorne sinken.

Richte Dich langsam auf und beende die Trainingseinheit.

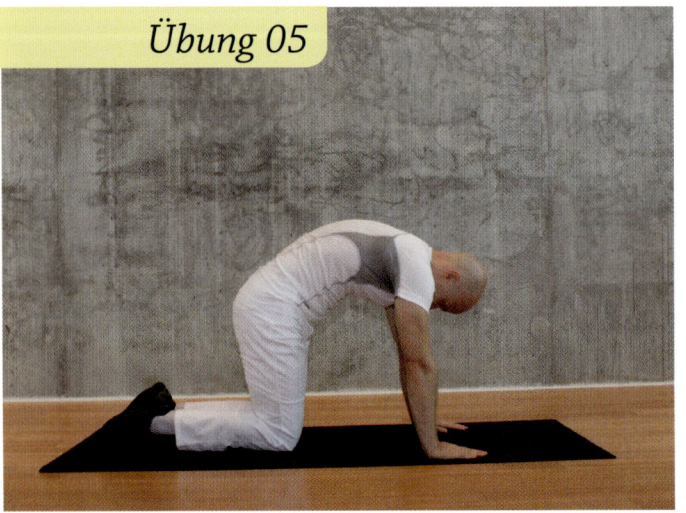

Der Atemapparat ...

... besteht aus dem Diaphragma (Zwerchfell), das kuppelförmig ist und sich bei der Einatmung nach unten schiebt. Dadurch wölbt sich der Bauch nach vorne.

... dem Brustkorb, der sich durch die Zwischenrippenmuskeln nach oben hebt,

... dem Schultergürtel, dessen Muskeln den Brustkorb zusätzlich nach oben ziehen.

... weitet insgesamt die Lungen, um so Luft einzuatmen.

... muss für die Ausatmung entspannt werden, Ausatmen ist ein passiver Vorgang.

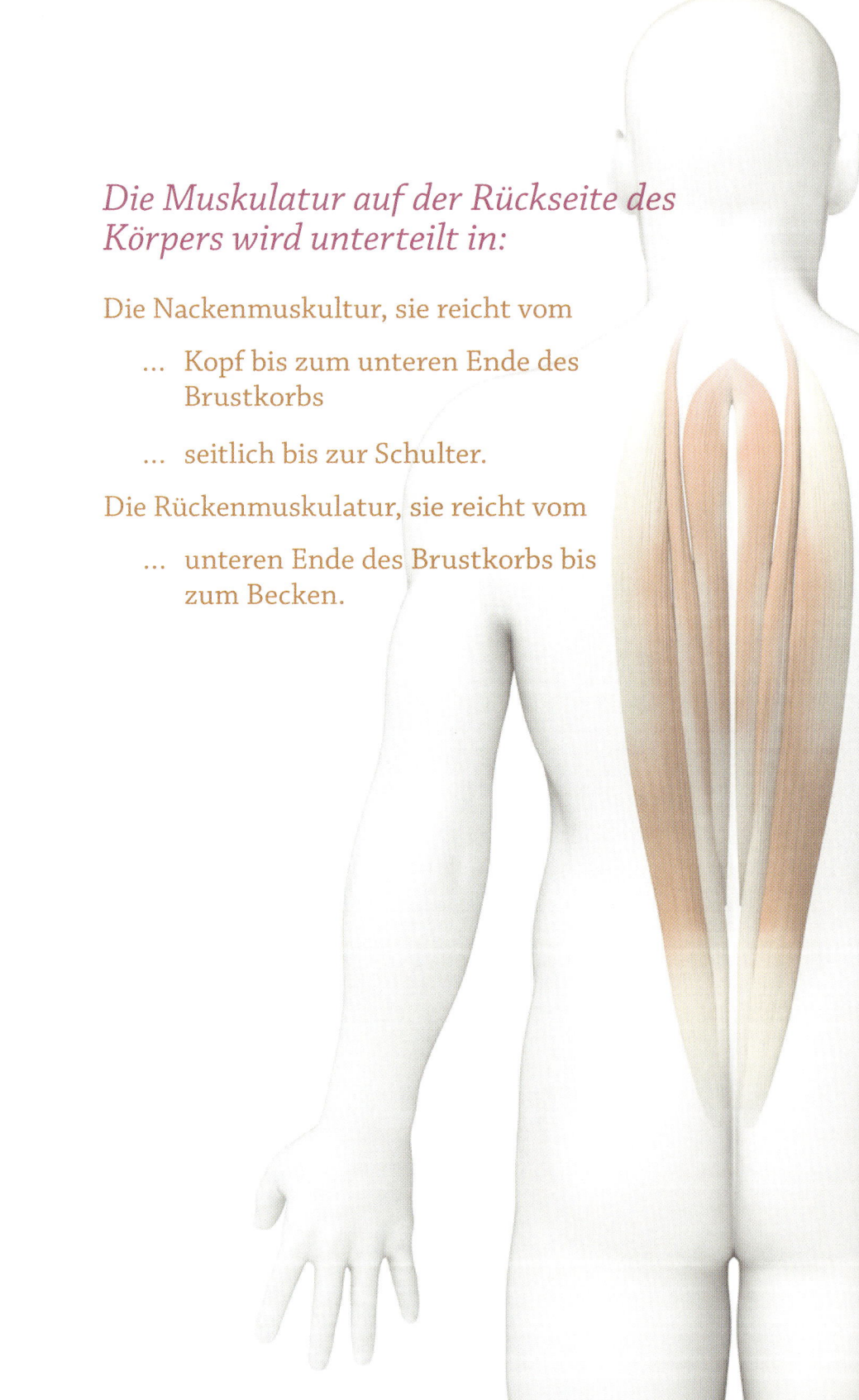

Die Muskulatur auf der Rückseite des Körpers wird unterteilt in:

Die Nackenmuskultur, sie reicht vom

... Kopf bis zum unteren Ende des Brustkorbs

... seitlich bis zur Schulter.

Die Rückenmuskulatur, sie reicht vom

... unteren Ende des Brustkorbs bis zum Becken.

Die Nackenmuskulatur …

… bewegt die Schultern hoch, runter oder zurück.

… hebt, dreht und stabilisiert den Kopf.

… ist oft verspannt, durch Fehlhaltungen.

Der Rückenstrecker …

… richtet den Rücken auf.

… hält den Rücken gerade.

… erzeugt die rückwärtsbeugenden Bewegungen.

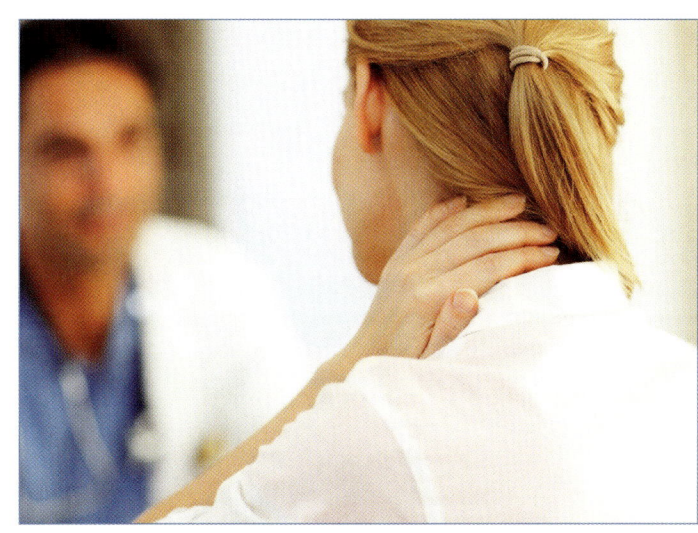

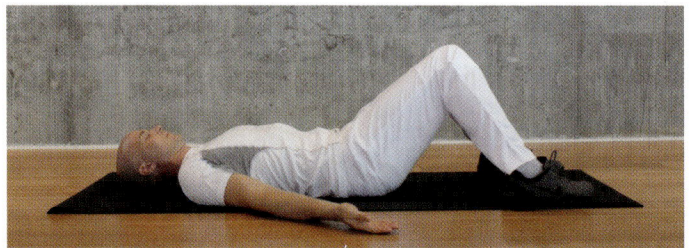

- Lege Dich auf den Rücken.
- Du kannst die Beine entweder ausstrecken
- oder, wenn das bequemer ist, stelle die Füße auf und lehne die Knie aneinander.
- Hebe das rechte Bein 1 Zentimeter an.

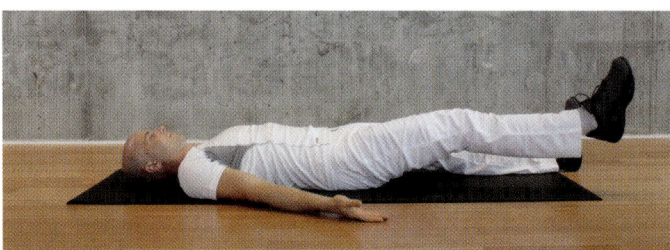

- Spanne es fest an.
- Lasse es zum Boden fallen.
- Wiederhole mit dem linken Bein.
- Hebe den rechten Arm und mache eine Faust.

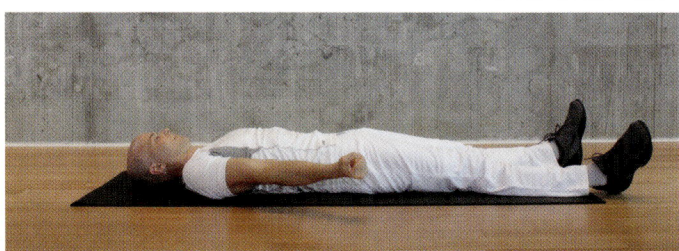

- Spreize die Finger.
- Lasse den Arm zum Boden fallen.
- Wiederhole mit dem linken Arm.
- Atme tief in den Bauch, wölbe den Bauch nach außen.

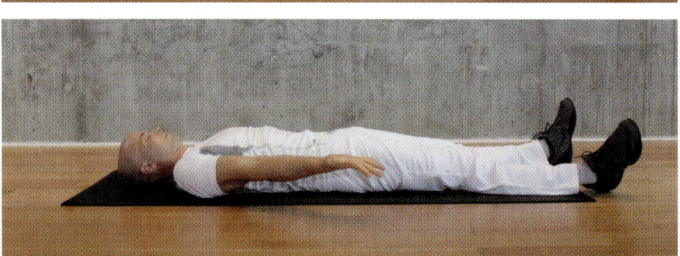

- Entspanne den Bauch.

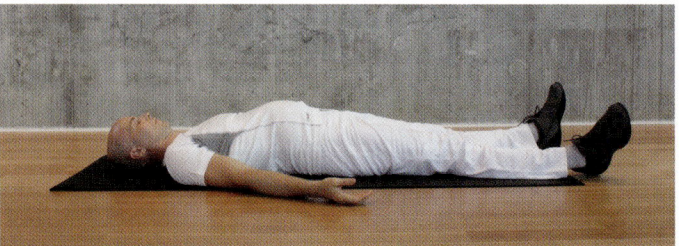

- Spanne das Gesicht an, als ob Du in eine Zitrone gebissen hättest.

- Entspanne das Gesicht.

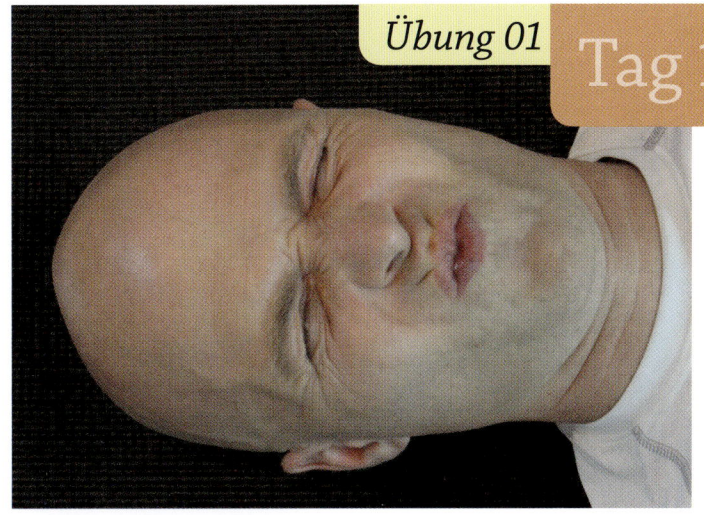

- Öffne den Mund, strecke die Zunge heraus und schaue nach hinten.

- Entspanne das Gesicht.

- Gib dem Körper den Befehl, ruhig zu liegen.

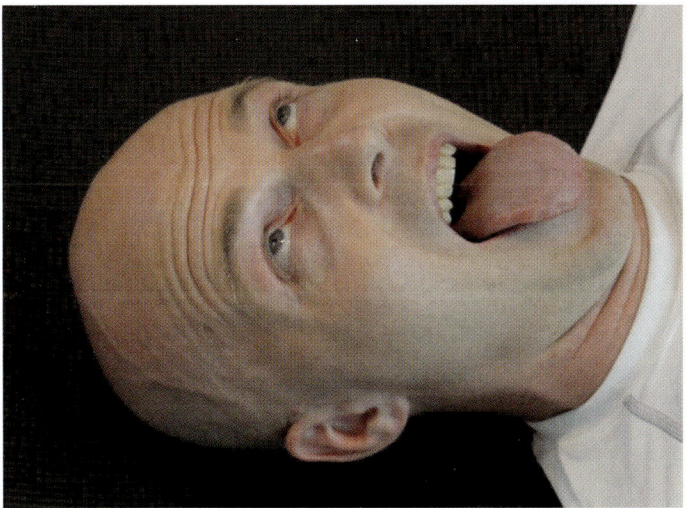

Gehe geistig durch alle Körperteile und wiederhole dabei je 3-mal:

- mein rechtes Bein ist schwer und warm,

- mein linkes Bein ist schwer und warm,

- mein rechter Arm ist schwer und warm,

- linker Arm …,

- Oberkörper …,

- meine Stirn ist angenehm kühl.

Spüre, wie entspannt der Körper ist.

- Atme tief in den Bauch.

- Bewege Hände und Füße.

- Öffne die Augen und richte Dich auf.

Beende die Trainingseinheit.

73

Tag 16 *Wiederhole Tag 11*

Tag 17 *Wiederhole Tag 12*

Tag 18 *Wiederhole Tag 13*

Tag 19 *Wiederhole Tag 14*

Tag 20 *Wiederhole Tag 15*

- Komme in die Tischstellung.

- Hände und Knie sind schulterweit auseinander.

- Ausatmen, mache einen Katzenbuckel.

- Lasse den Kopf nach vorne sinken.

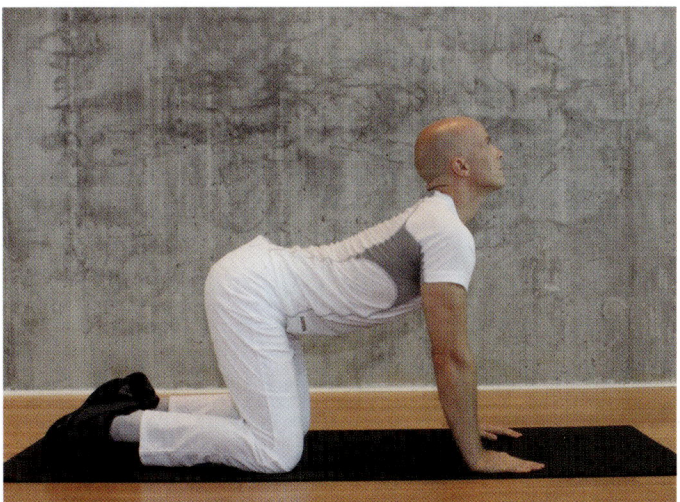

Übung 01

- Einatmen, rolle den Kopf in den Nacken und beuge den Rücken.

- Wiederhole 4- bis 6-mal.

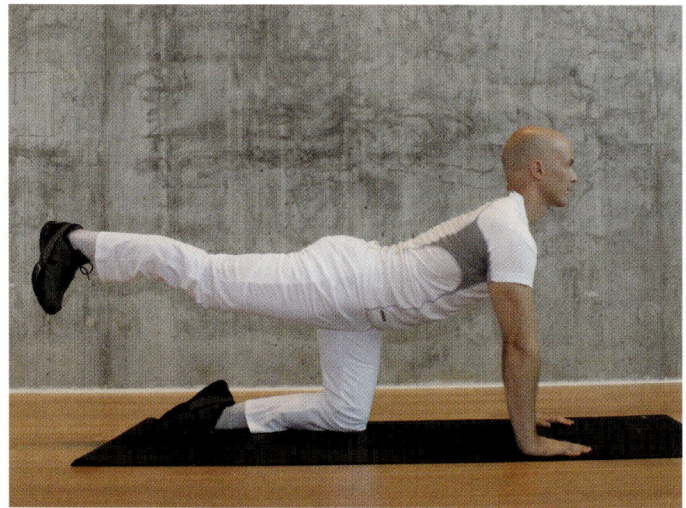

- Bleibe in der Tischstellung.
- Halte den Rücken gerade.
- Einatmen, strecke das rechte Bein nach hinten und rolle den Kopf in den Nacken.
- Achte darauf, dass das Bein möglichst gerade bleibt.
- Schiebe die rechte Ferse von Dir weg.

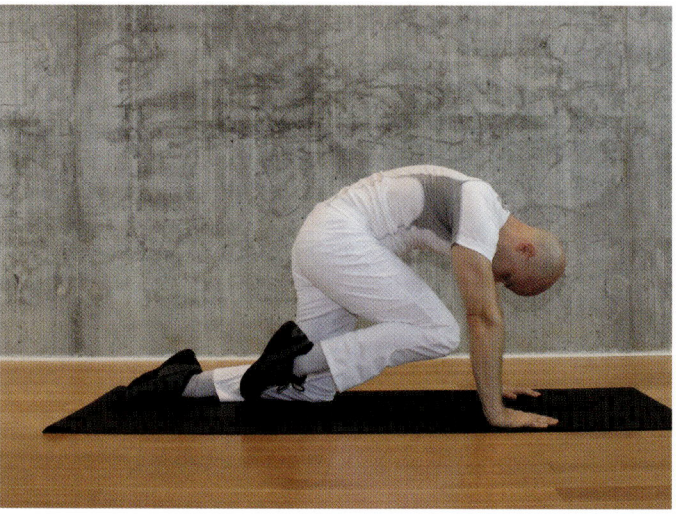

- Ausatmen, senke das Bein.
- Ziehe das Knie in Richtung Brustkorb.
- Senke den Kopf in Richtung Knie.
- Wiederhole 3-mal, dann wechsle die Seite.

- Strecke das rechte Bein nach hinten.
- Hebe den linken Arm nach vorne.

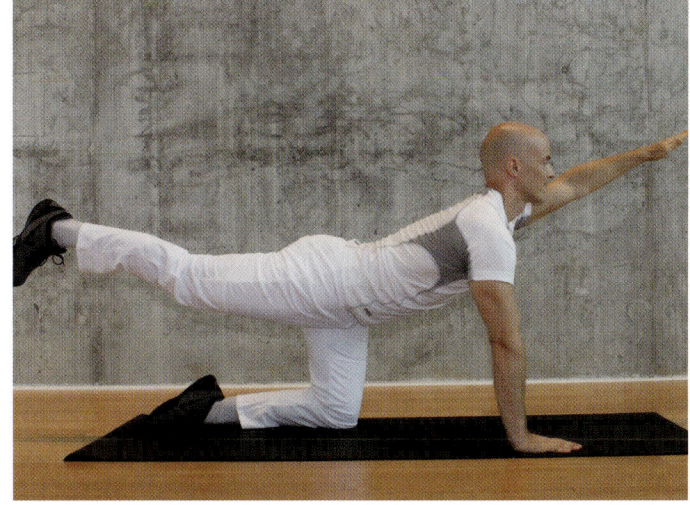

- Bringe Knie und Ellbogen unter dem Körper zusammen.
- Wiederhole 2-mal, dann wechsle die Seite.

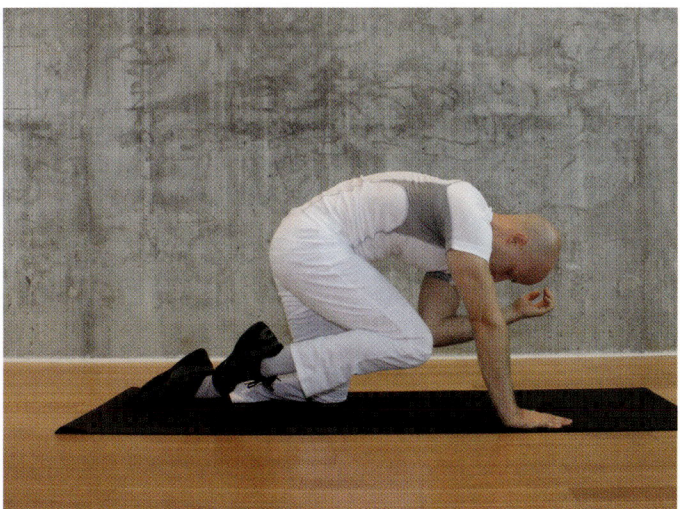

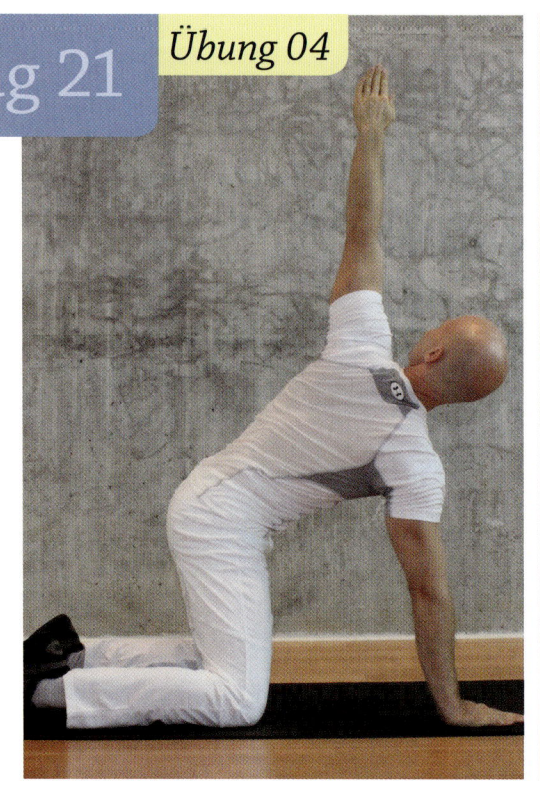
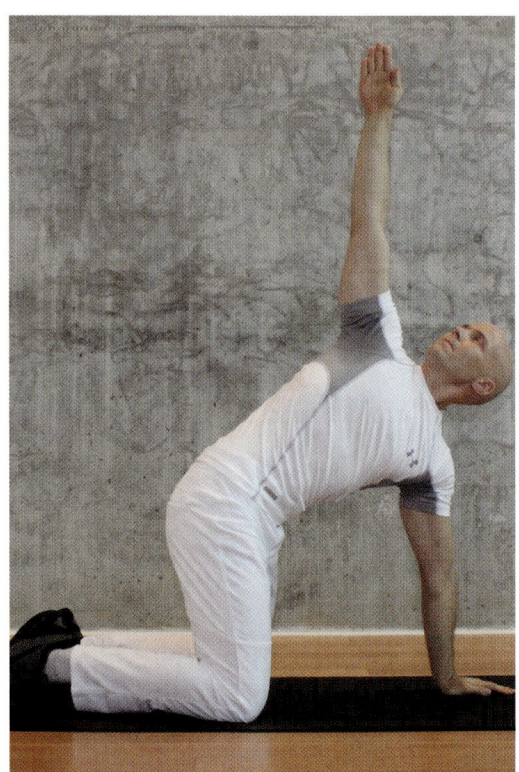

- Drehe Dich nach links.
- Strecke den linken Arm in Richtung Decke.
- Schaue zur linken Hand.
- Wiederhole auf der anderen Seite.

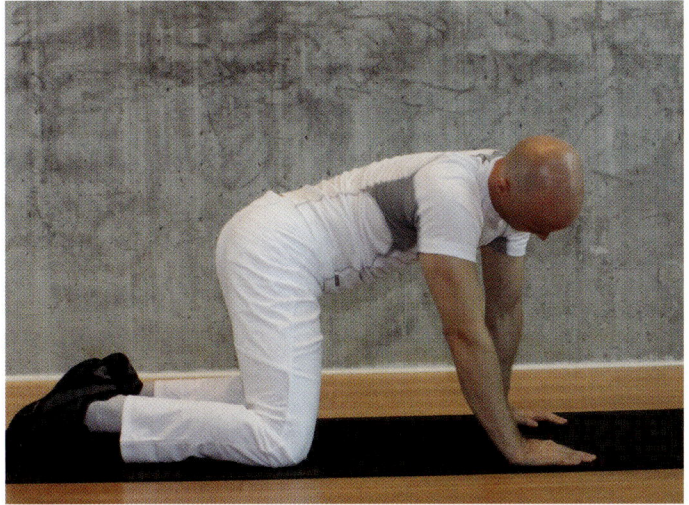

- Schiebe den Brustkorb nach links.
- Der Kopf beugt sich nach rechts.
- Wiederhole auf der anderen Seite.

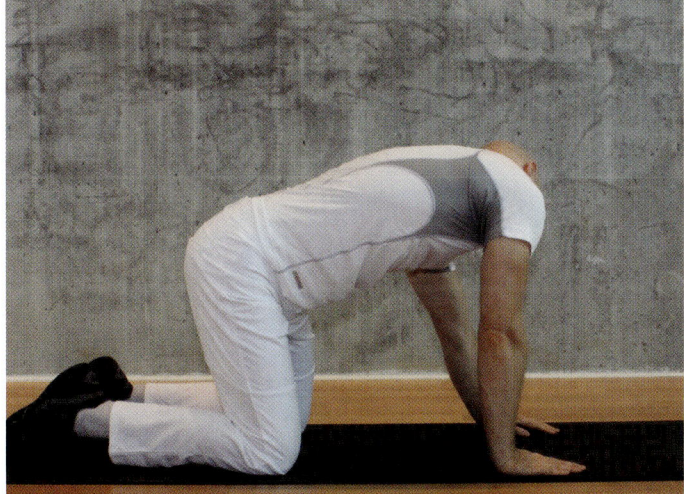

Übung 06

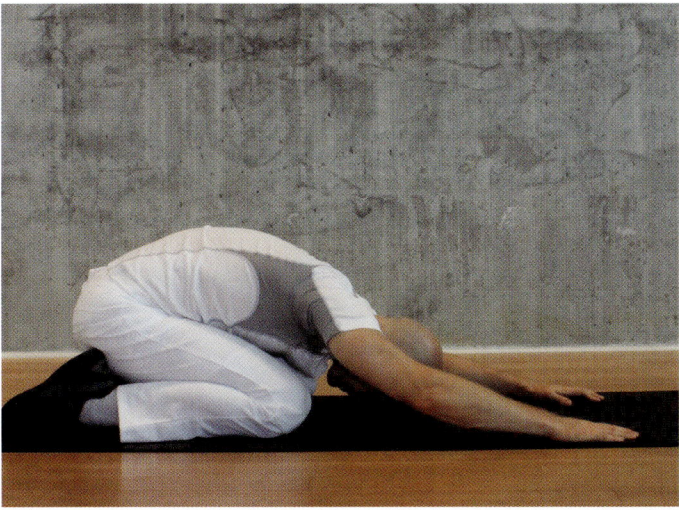

- Lasse Dich auf die Fersen sinken.
- Wenn möglich, stelle die Stirn am Boden ab.

Richte Dich langsam auf und beende die Trainingseinheit.

79

Tag 22

Übung 01

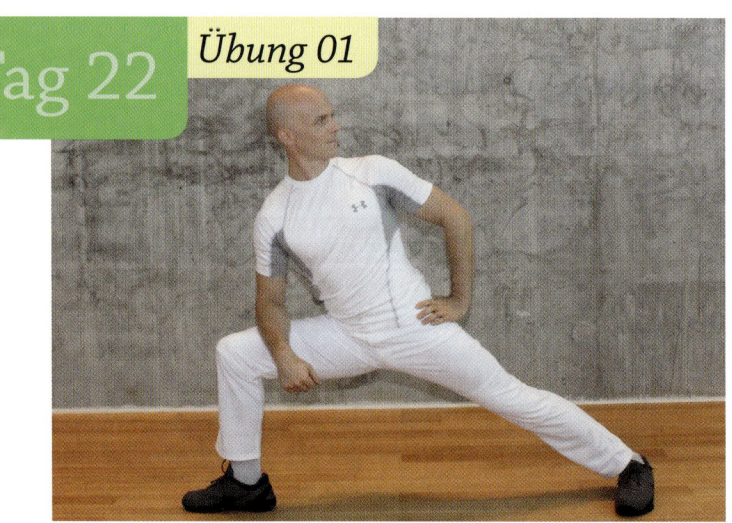

- Gib die Beine etwa 1,2 Meter weit auseinander.
- Drehe den rechten Fuß 90 Grad nach außen.
- Beuge das rechte Bein.
- Das linke Bein bleibt gestreckt.
- Stelle die linke Hand in die Hüfte.
- Bringe den rechten Ellbogen zum Oberschenkel.
- Wiederhole auf der anderen Seite.

Übung 02

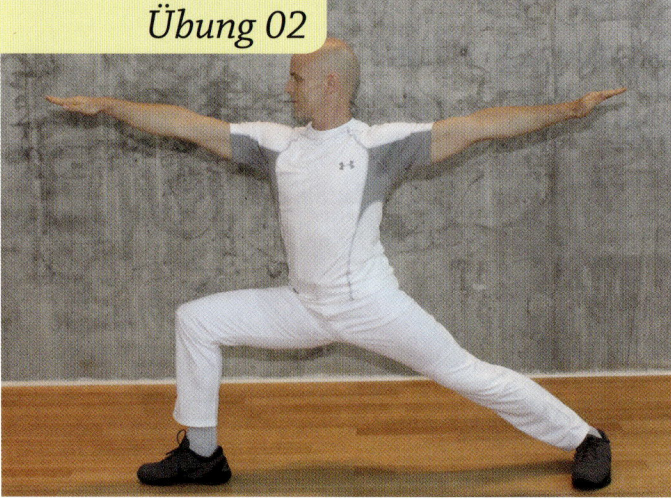

- Beuge noch einmal das rechte Bein.
- Der Oberkörper bleibt aufrecht.
- Hebe die Arme auf Schulterhöhe.
- Schaue zur rechten Hand.
- Wiederhole auf der anderen Seite.

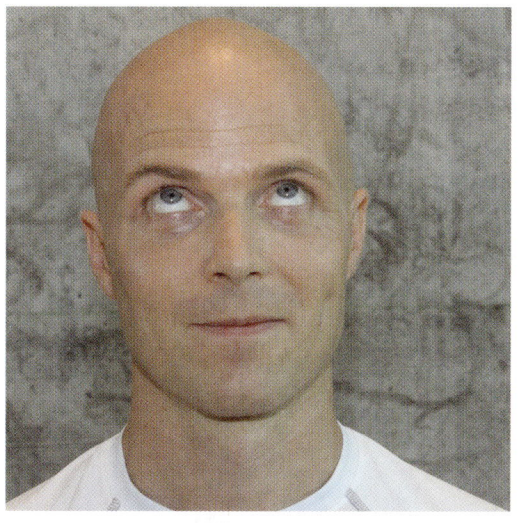
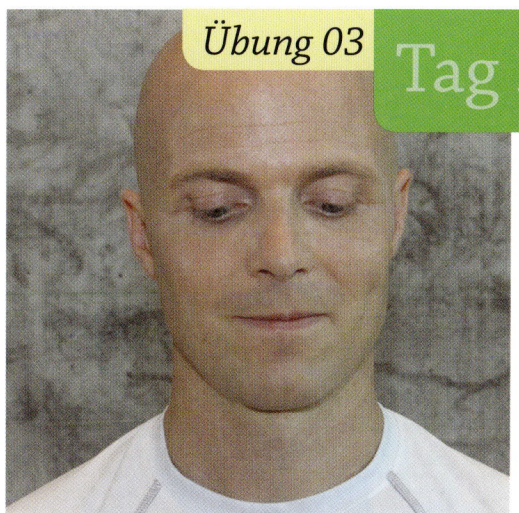
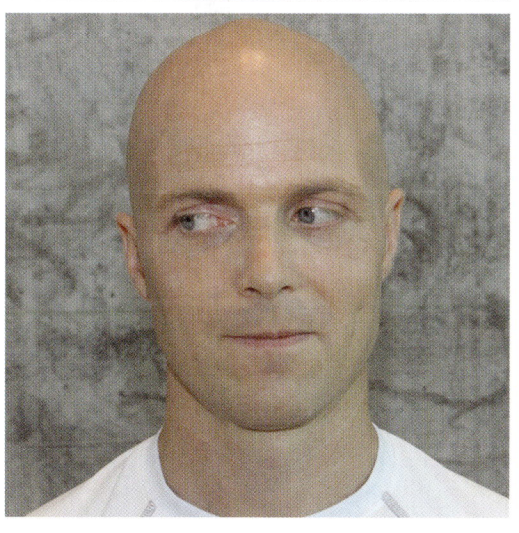
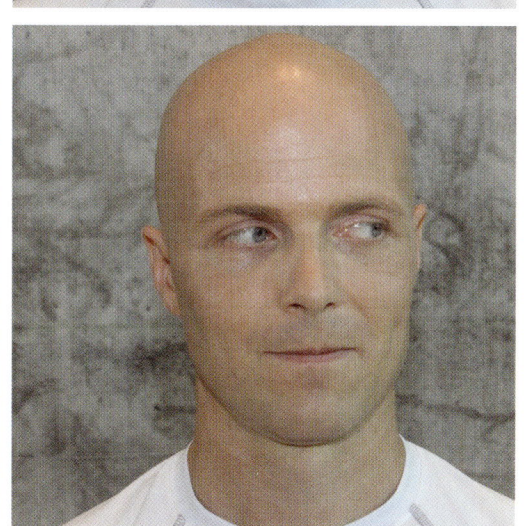

- Die Beine sind schulterweit auseinander.

- Beuge die Knie leicht. Achte darauf, dass der Oberkörper gerade bleibt.

- Bewege die Augen 4-mal hoch und runter.

- 4-mal von rechts nach links.

- Kreise die Augen 2-mal im und 2-mal gegen den Uhrzeigersinn.

- Strecke die Beine.

- Schließe die Augen und reibe die Hände fest aneinander, sodass Du Hitze erzeugst.

- Lege die erhitzten Handflächen auf die Augen und entspanne die Augen.

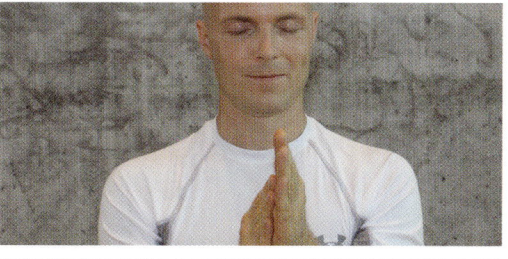
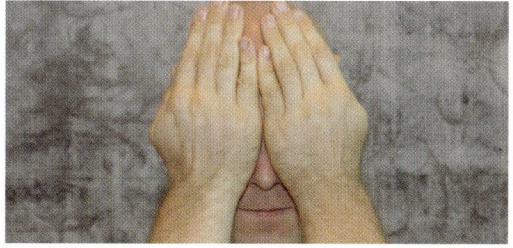

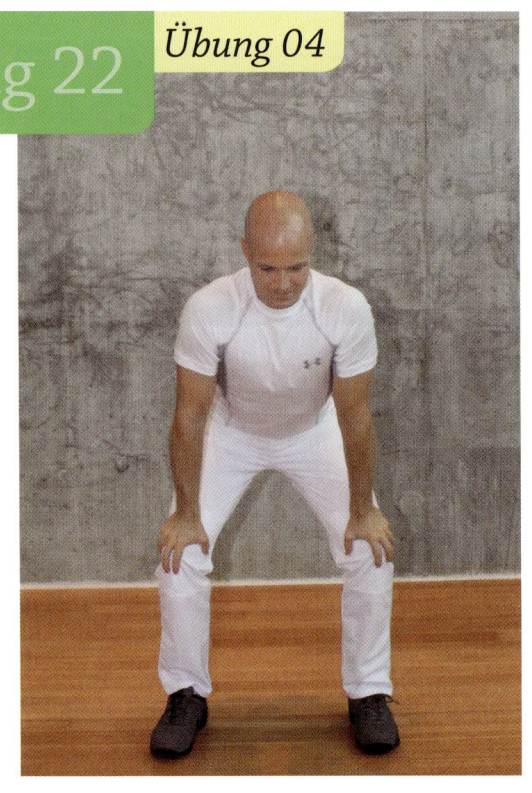
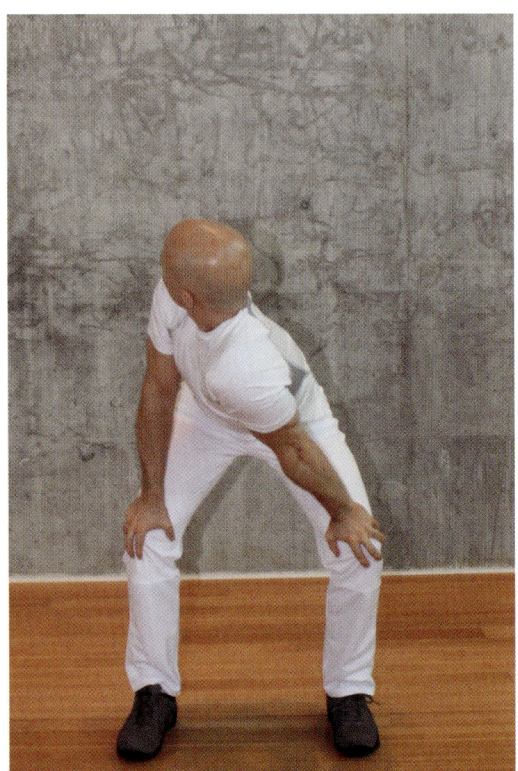

- Beuge die Beine leicht.

- Drücke mit den Händen auf die Knie.

- Drehe Dich von Seite zu Seite.

- Schaue abwechselnd über die rechte und linke Schulter.

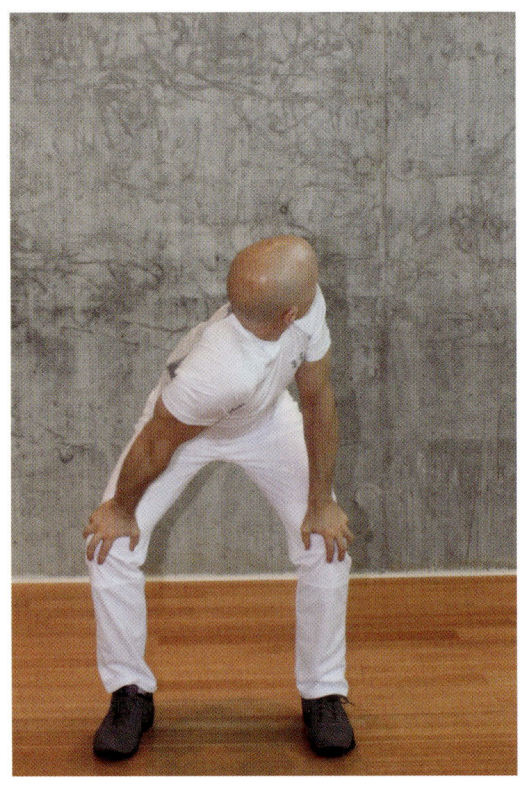

• Einatmen, rolle den Kopf in den Nacken und beuge Dich zurück.

• Wiederhole 2- bis 3-mal.

• Ausatmen, mache einen Katzenbuckel und lasse den Kopf nach vorne sinken.

Richte Dich langsam auf und beende die Trainingseinheit.

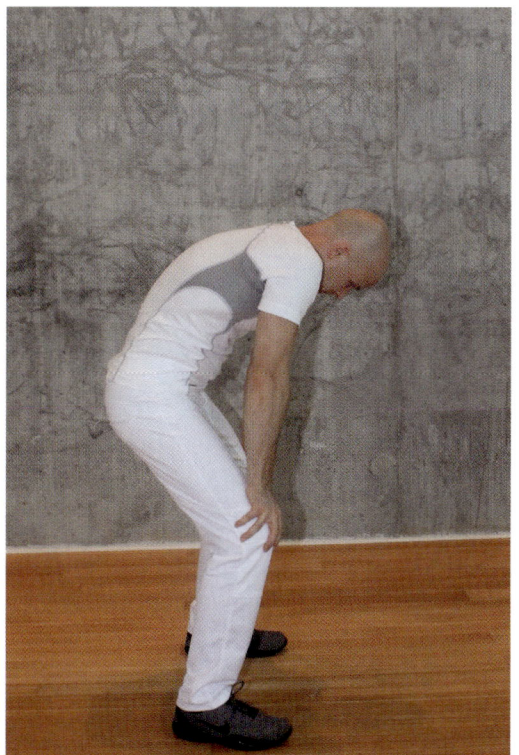

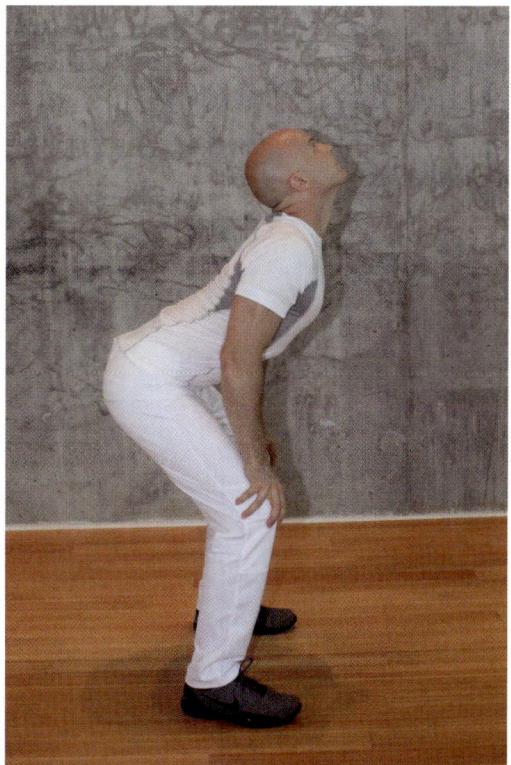

Übung 01

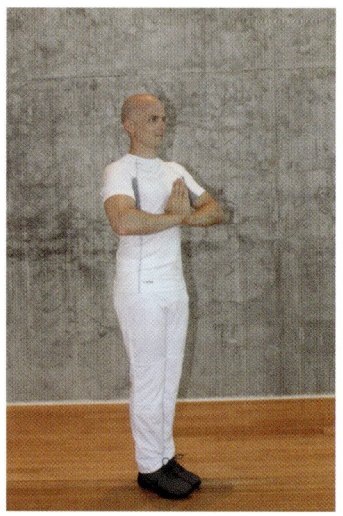

- Stehe aufrecht.
- Presse die Hände vor der Brust zusammen.

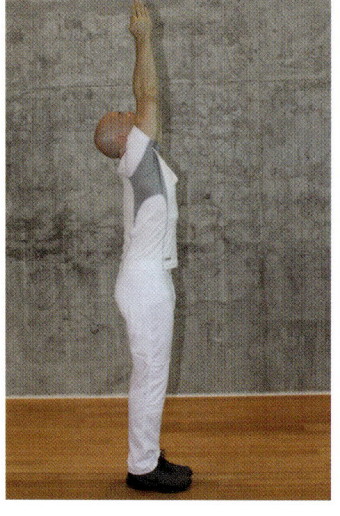

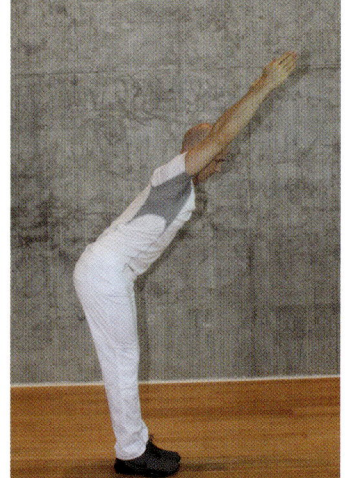

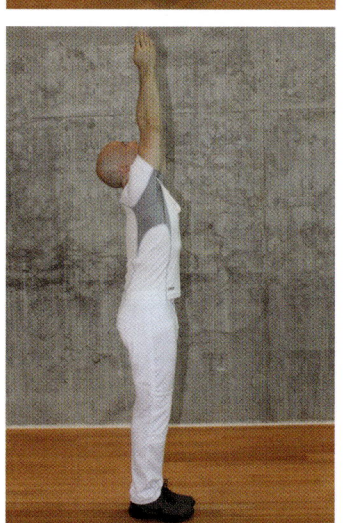

- Strecke Dich hoch und rolle den Kopf leicht in den Nacken.
- Achte darauf, dass die Hände fest aufeinander bleiben und Du keinen Druck im unteren Rücken spürst.

- Beuge Dich etwa 45 Grad nach vorne. Achte darauf, dass der Rücken ganz gerade bleibt.
- Die Arme bleiben in einer Linie mit dem Oberkörper.
- Hebe das Steißbein leicht an, sodass der untere Rücken gerade bleibt.
- Einatmen, richte Dich auf.
- Blicke hoch zu den Händen.
- Ausatmen, senke die Arme.
- Wiederhole 3- bis 4-mal.

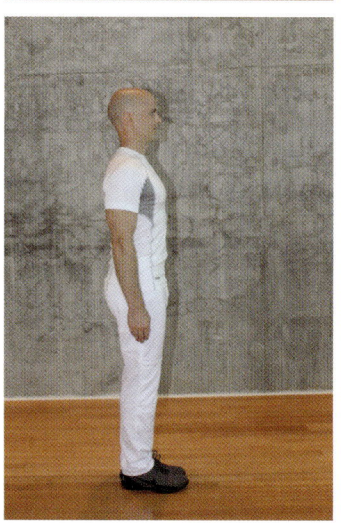

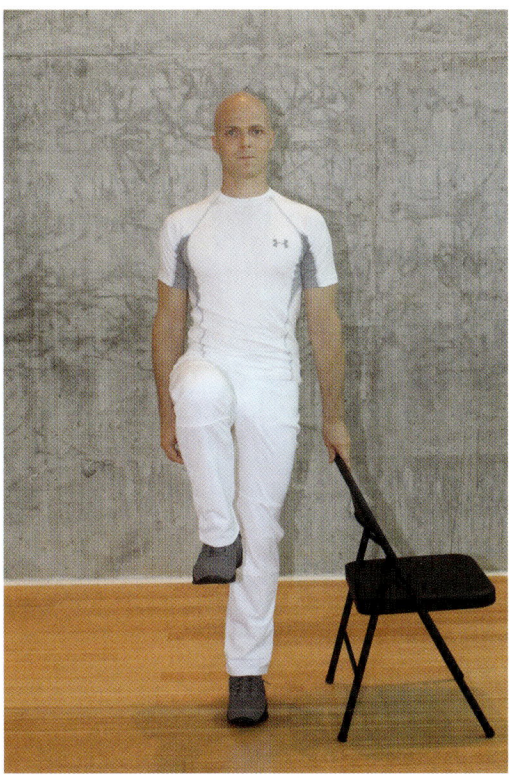

- Greife mit der linken Hand die Stuhllehne.
- Einatmen, hebe das rechte Bein gebeugt in Richtung Brustkorb.
- Achte darauf, dass der Oberkörper aufrecht bleibt.
- Ausatmen, senken.
- Wiederhole 3-mal mit jedem Bein.

Übung 03

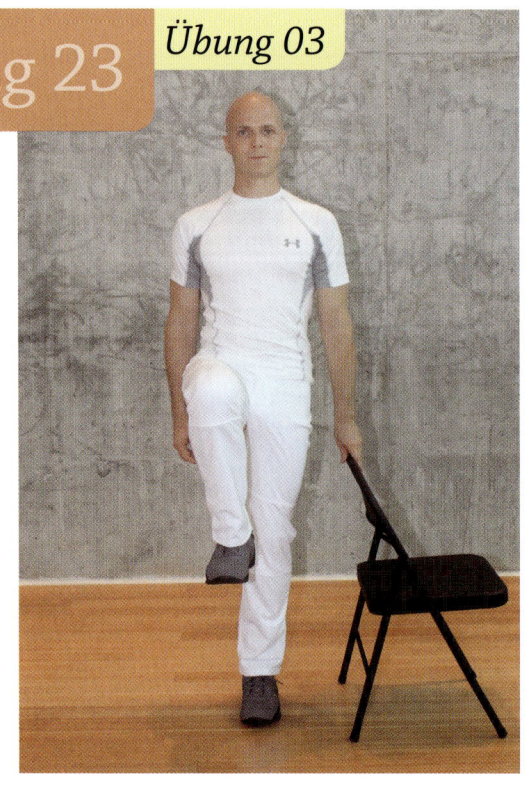

- Greife mit der linken Hand die Stuhllehne.
- Ausatmen, kreise es nach außen und unten.
- Wiederhole 3- bis 4-mal, dann wechsle die Seite.

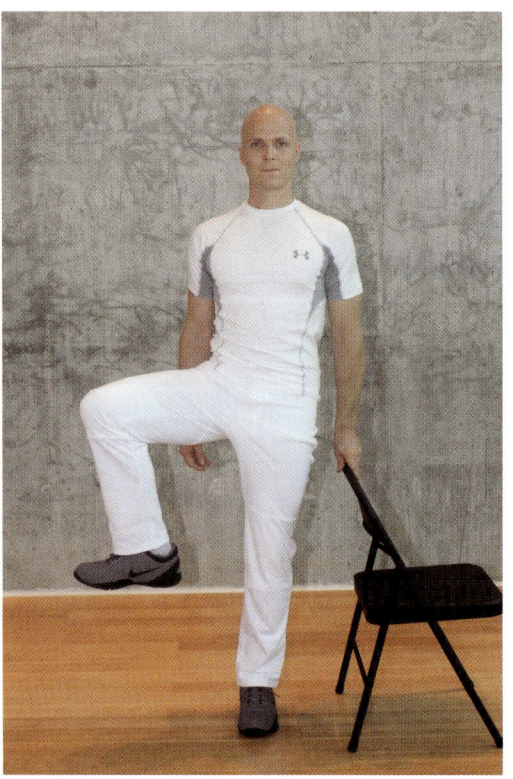

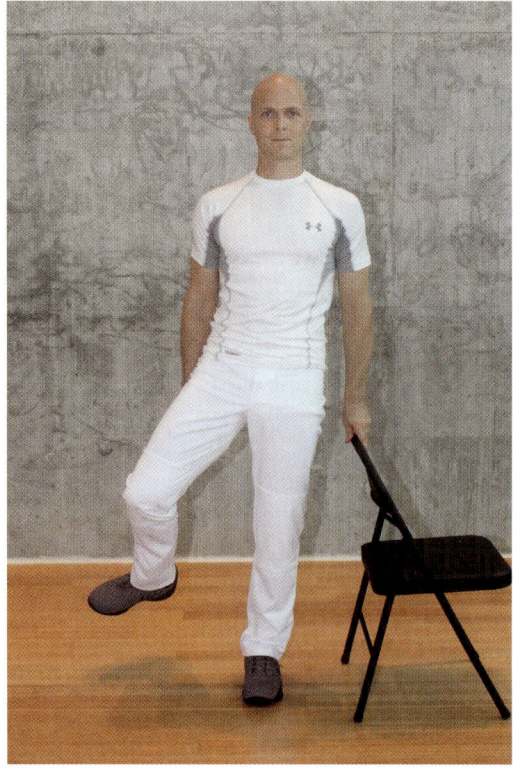

- Greife die Stuhllehne mit beiden Händen.
- Hebe das rechte Bein gestreckt nach hinten.
- Wiederhole mit dem anderen Bein.

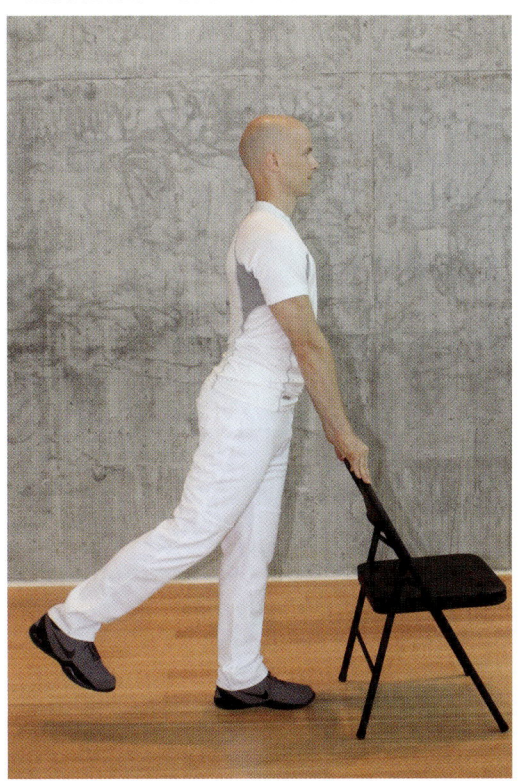

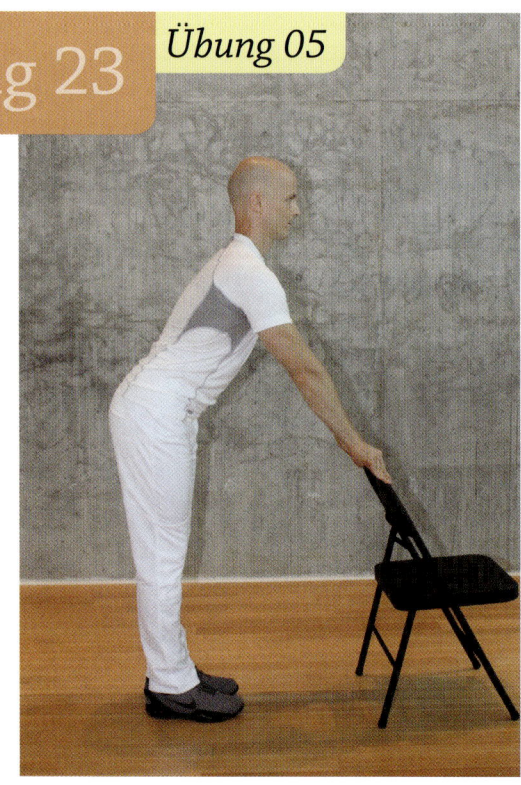

- Halte Dich weiter an der Stuhllehne fest.
- Gehe einen großen Schritt zurück.
- Schließe die Beine.
- Probiere, den Rücken möglichst gerade zu halten.
- Ausatmen, beuge Dich so weit es geht nach vorne.
- Beuge die Beine leicht und richte Dich mit der Einatmung auf.

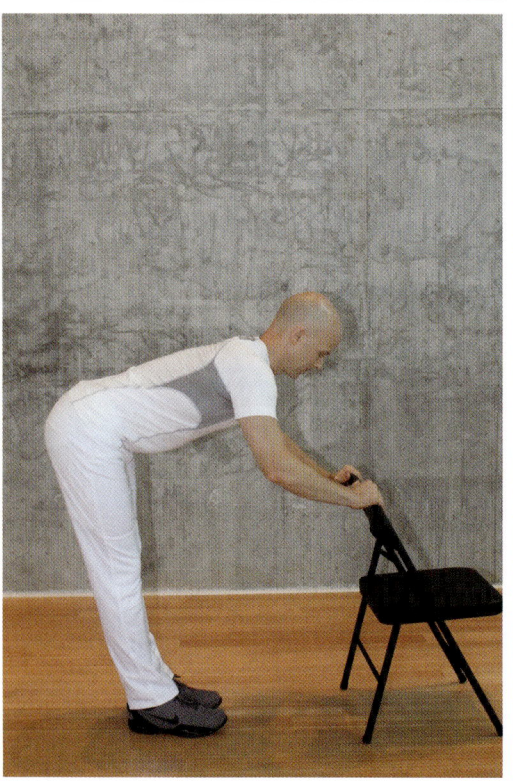

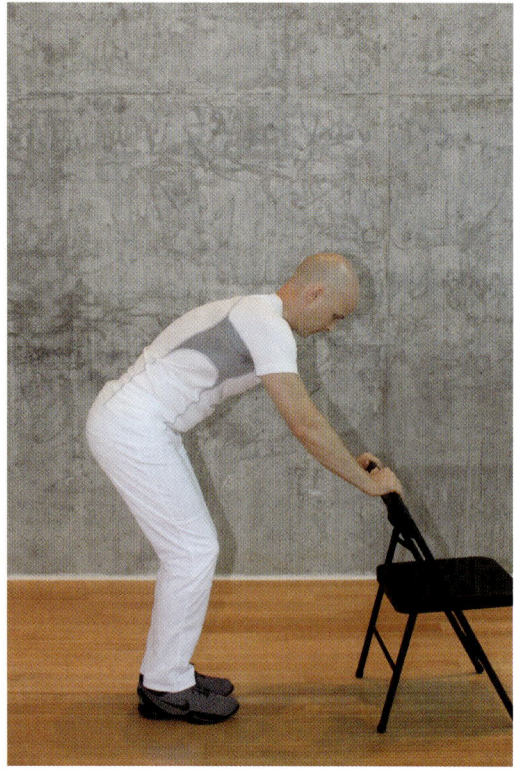

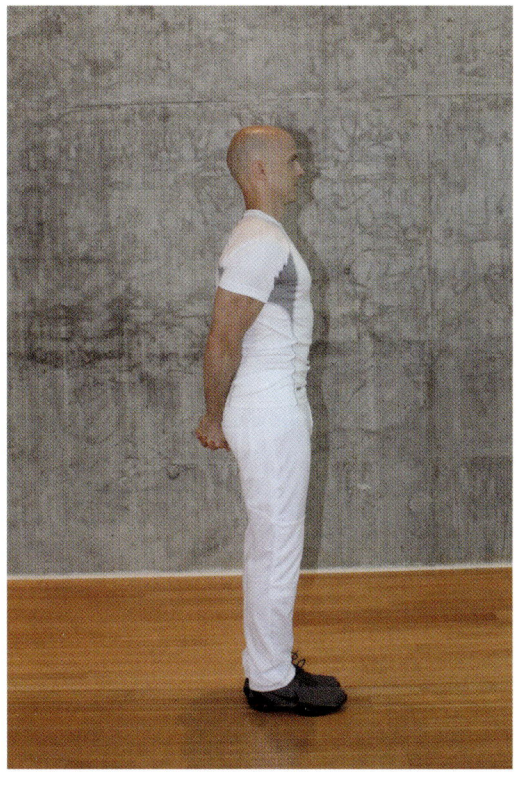
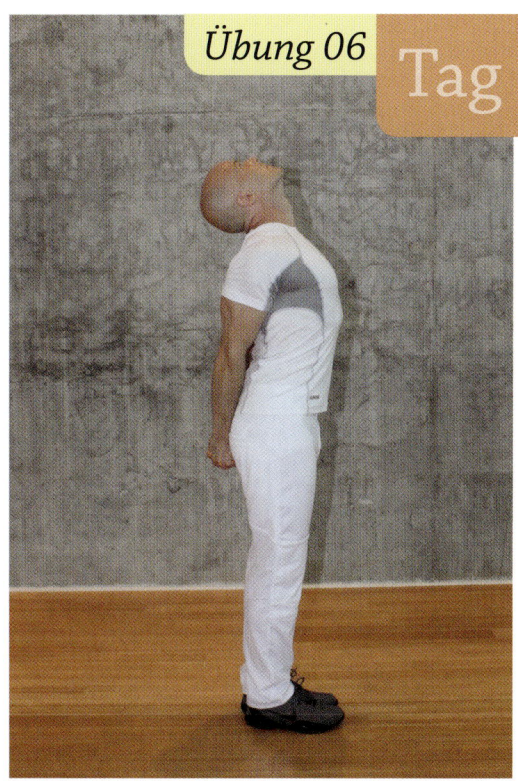

- Verschränke die Hände hinter dem Rücken.

- Spanne das Gesäß fest an und ziehe das Steißbein leicht nach unten.

- Einatmen, rolle den Kopf in den Nacken.

- Ziehe die Hände nach unten.

- Hebe das Brustbein.

- Richte Dich mit der Ausatmung wieder auf.

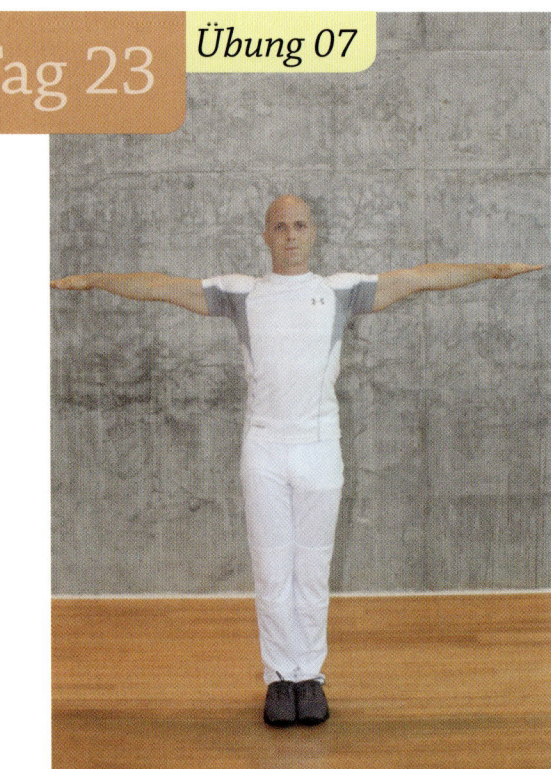

- Hebe die Arme auf Schulterhöhe.
- Ausatmen, drehe Dich nach links.
- Achte darauf, dass sich das Becken möglichst nicht bewegt.
- Führe die Bewegung mit der linken Schulter.
- Der Kopf dreht nur leicht mit.
- Wiederhole auf der anderen Seite.

Komme aus der Stellung und beende die Trainingseinheit.

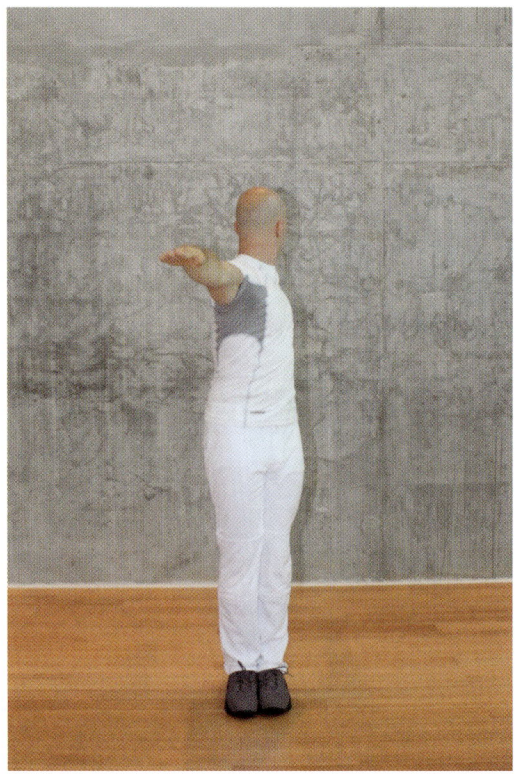

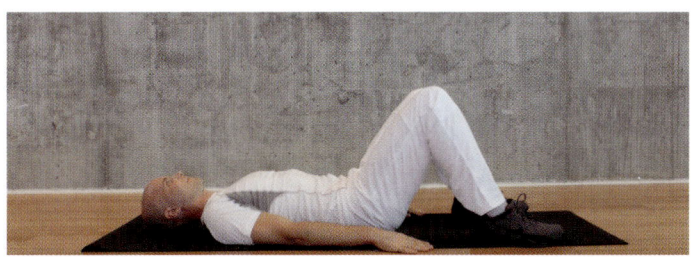

- Lege Dich auf den Rücken.
- Stelle die Füße etwa schulterweit auseinander auf.
- Die Arme liegen seitlich am Körper.

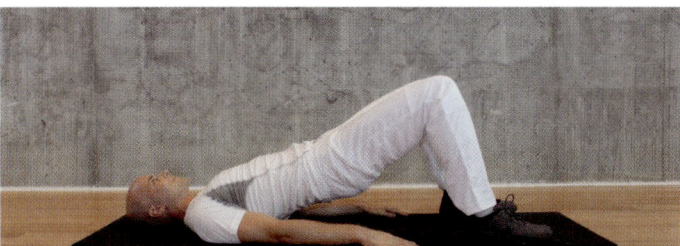

- Einatmen, hebe das Becken.

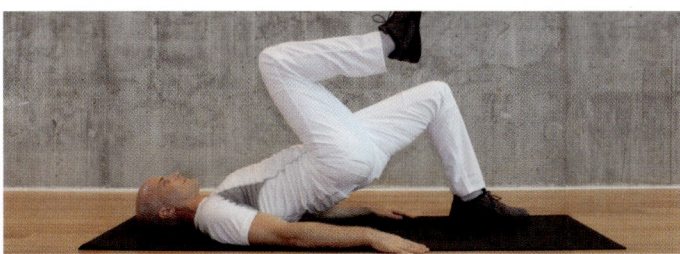

- Hebe abwechselnd rechtes und linkes Bein hoch.

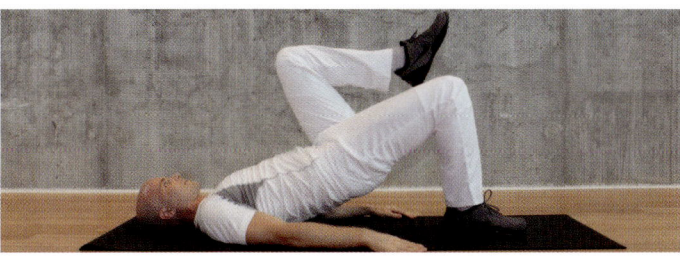

- Achte darauf, dass das Becken oben bleibt.

Übung 02

• Lasse die Füße am Boden stehen oder hebe sie leicht an.

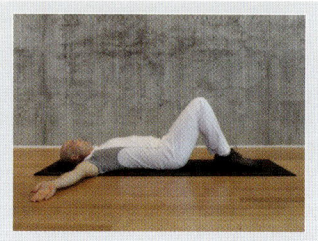

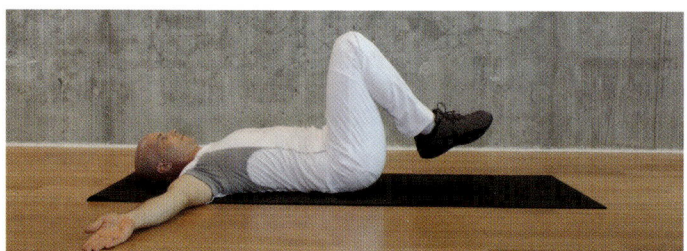

• Lege die Arme auf Schulterhöhe am Boden ab.

• Senke die Knie abwechselnd nach rechts und links.

• Achte darauf, dass Du keinen Druck im Rücken spürst.

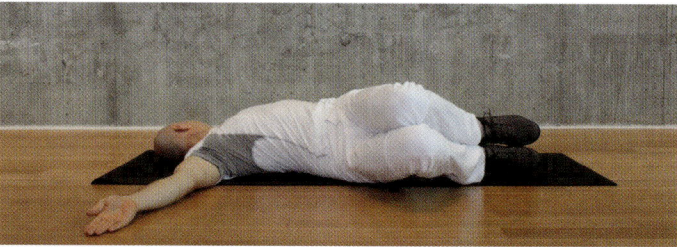

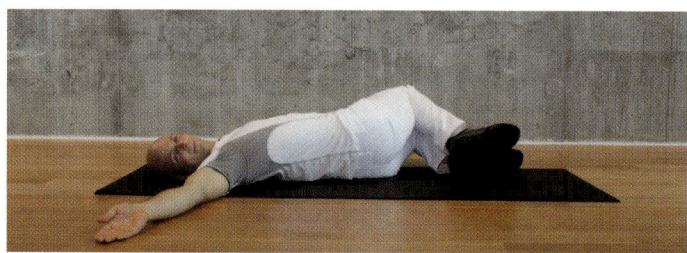

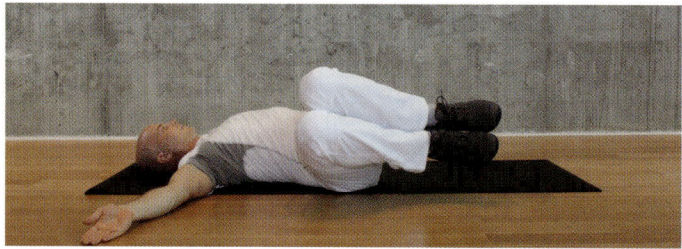

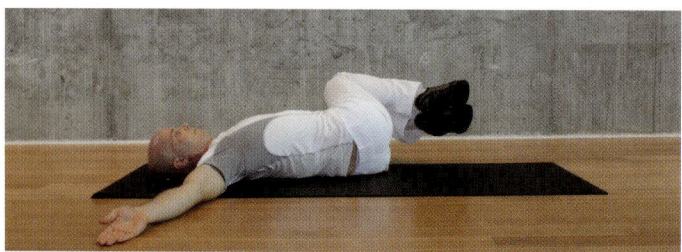

- Lege Dich auf den Bauch.
- Verschränke die Hände hinter dem Rücken.
- Spanne das Gesäß an, sodass das Schambein in den Boden drückt.

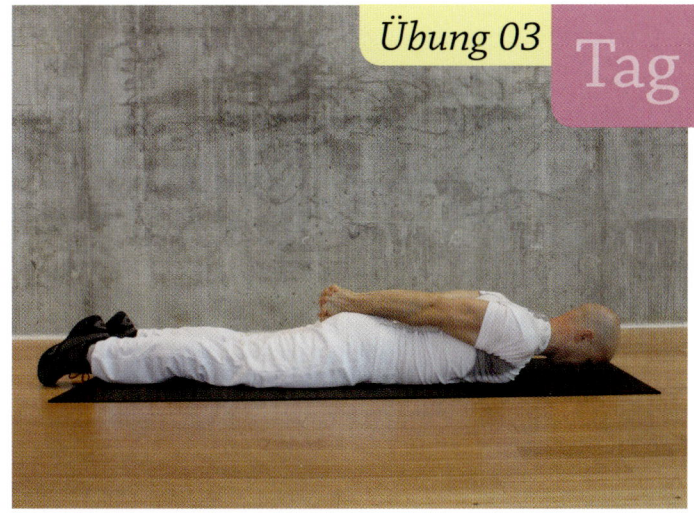

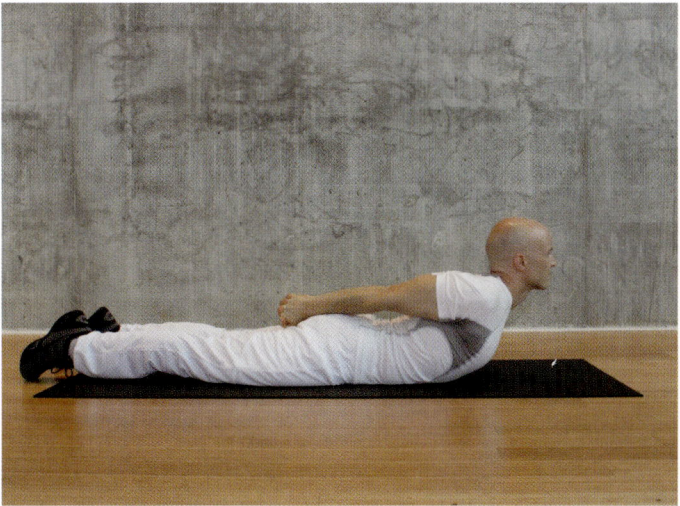

- Einatmen, rolle den Kopf in den Nacken.
- Ziehe die Hände zu den Füßen.

- Hebe die Beine vom Boden.
- Achte darauf, dass die Knie möglichst gestreckt bleiben.
- Die Fußgelenke sind geschlossen.

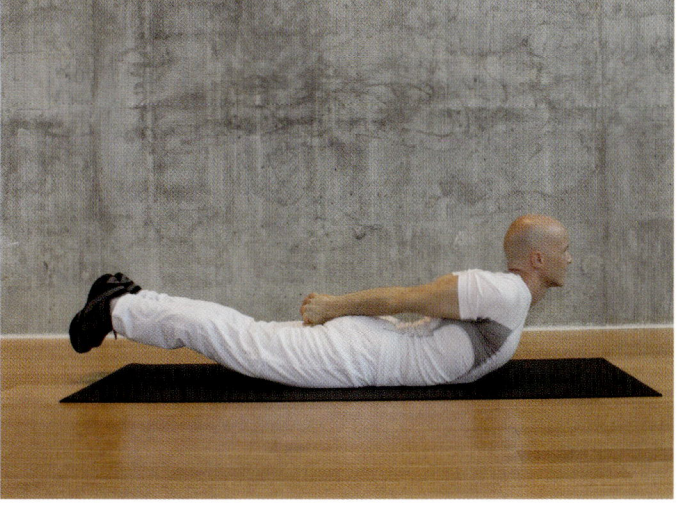

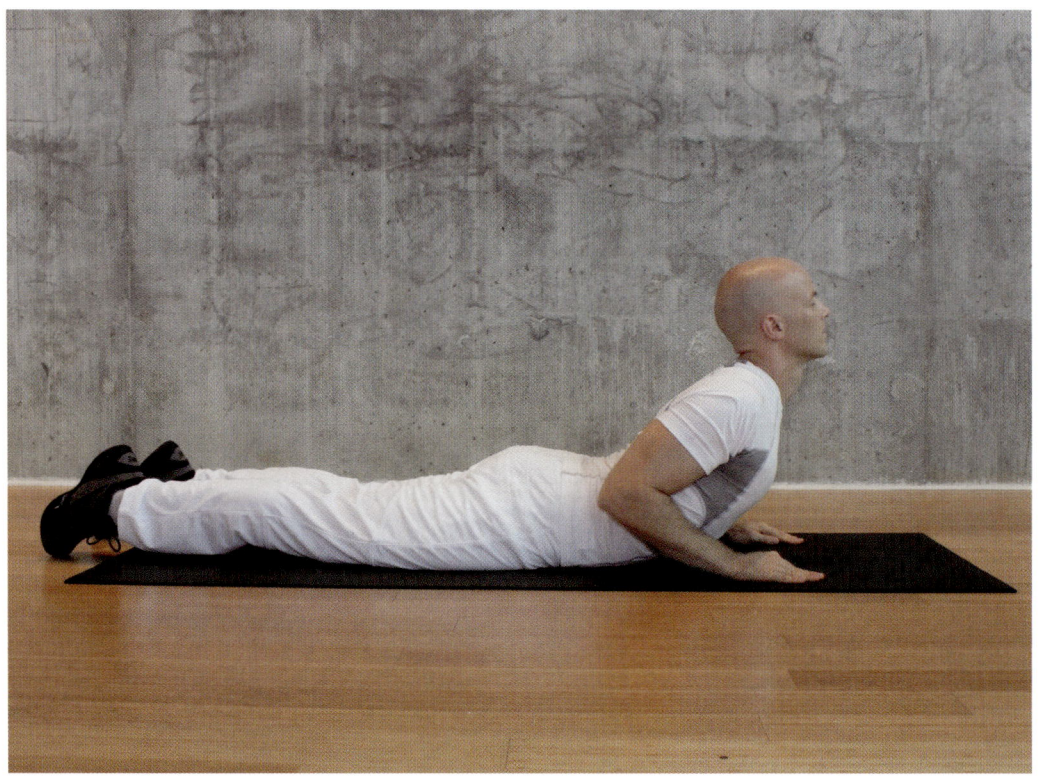

- Stelle die Hände unter die Schultern.
- Spanne das Gesäß an.
- Rolle den Kopf in den Nacken.
- Gib etwas Druck auf die Hände.

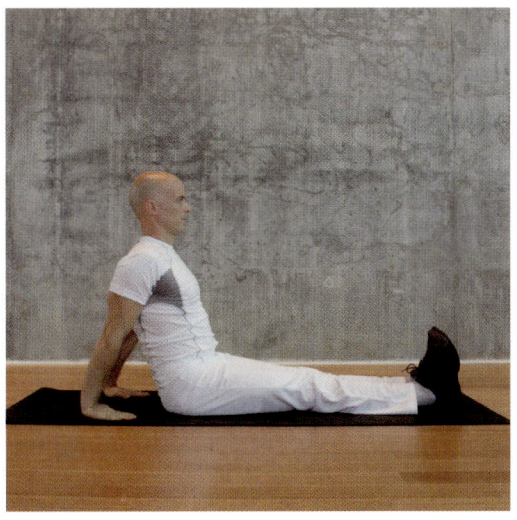
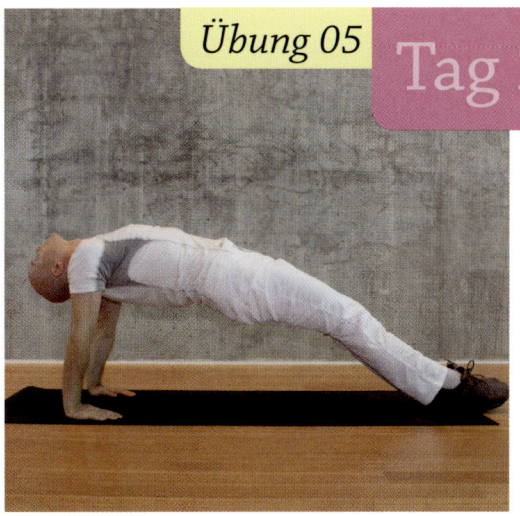

- Setze Dich auf und stelle die Hände hinter den Rücken.
- Schließe die Beine.

- Einatmen, hebe das Becken und rolle den Kopf in den Nacken.
- Probiere, die Beine möglichst gestreckt zu lassen.
- Senke das Becken.

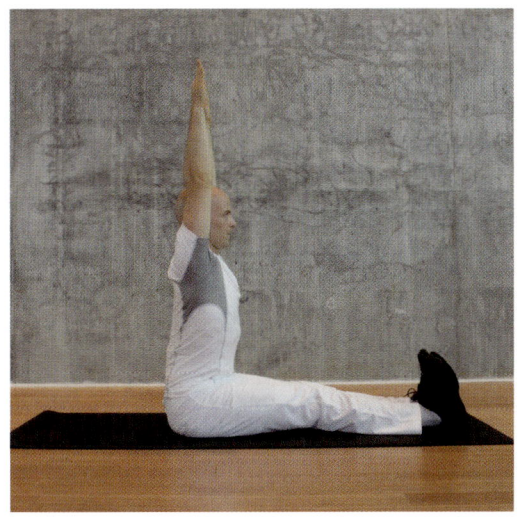
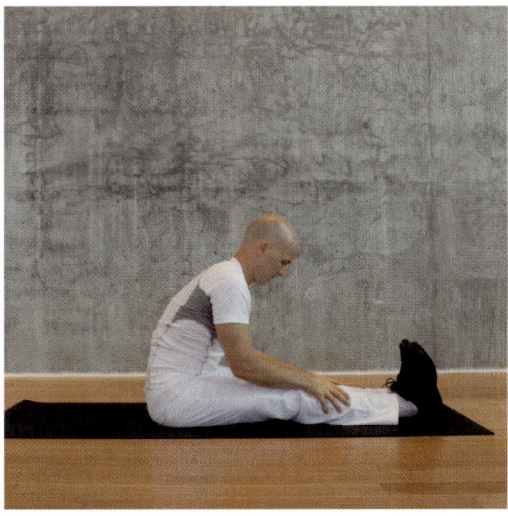

- Strecke die Beine.
- Ziehe die Füße in Richtung Kopf.
- Einatmen, strecke die Arme hoch.

- Ausatmen, beuge Dich nach vorne.
- Halte Dich an den Beinen fest. Spüre die Dehnung in der Rückseite der Beine.
- Wiederhole noch 1-mal.

Richte Dich wieder auf und beende die Trainingseinheit.

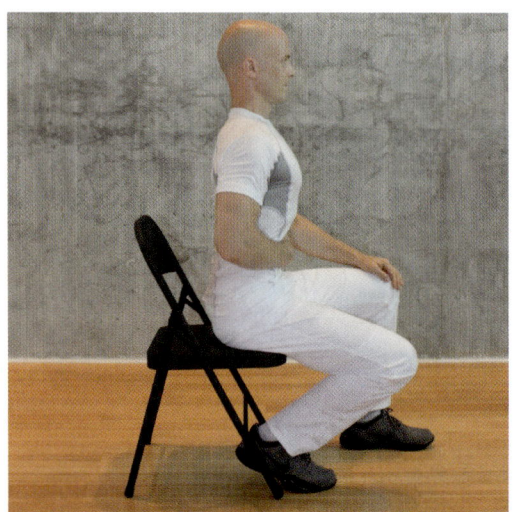 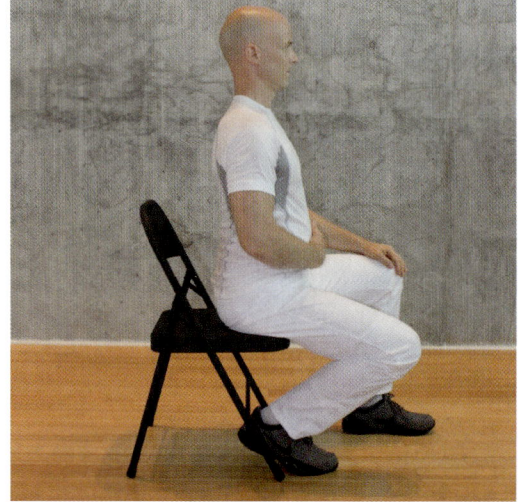

- Setze Dich aufrecht hin.
- Lege eine Hand auf den Bauch.
- Atme 3 bis 4 Sekunden lang aus, der Bauch geht zurück.

- Atme 3 bis 4 Sekunden lang ein, der Bauch geht vor.
- Wiederhole 4- bis 6-mal.

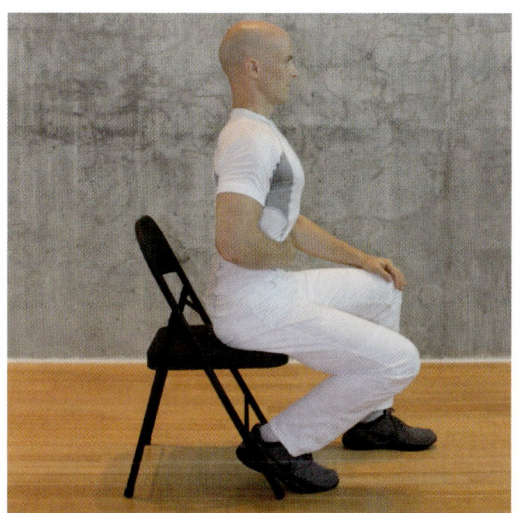
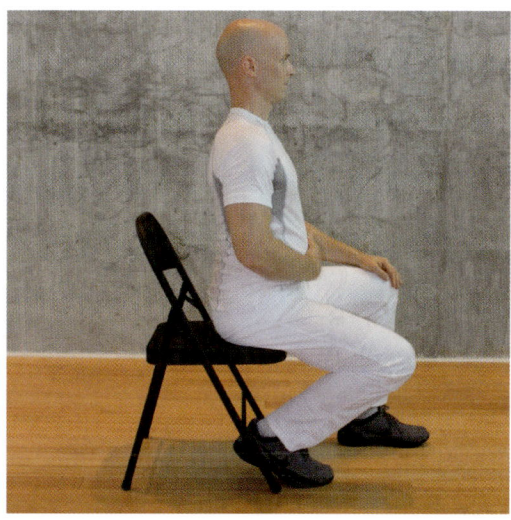
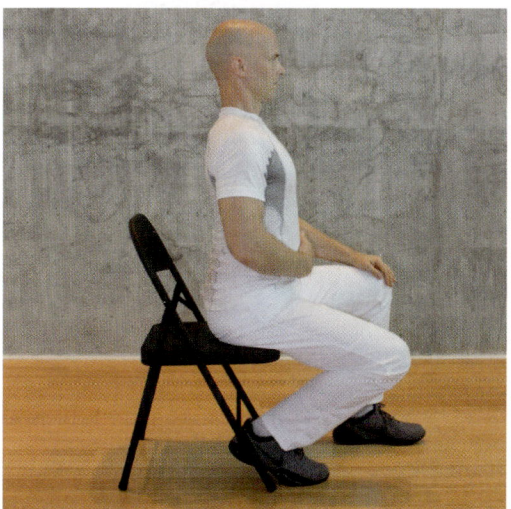
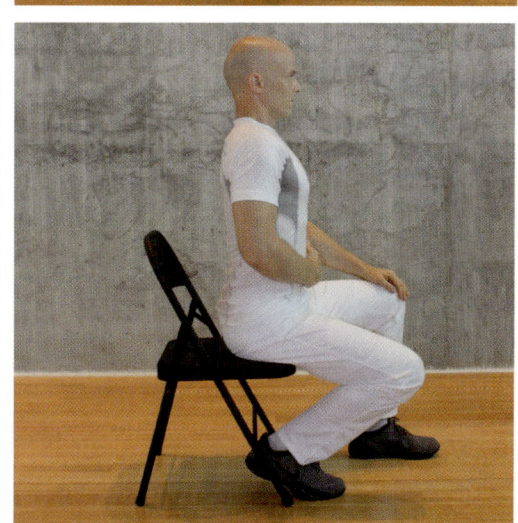

- Ausatmen, ziehe den Bauch zurück.

- Einatmen, fülle den Bauch.

- Atme weiter ein, fülle auch den Brustkorb.

- Atme weiter ein, hebe die Schultern.

- Ausatmen, senke die Schultern, entspanne den Brustkorb und ziehe den Bauch zurück.

- Atme 4 bis 6 Sekunden lang ein und 4 bis 6 Sekunden lang aus.

- Wiederhole 3- bis 4-mal.

- Lehne Dich an und lege die Hände auf die Beine. Wenn möglich, schließe die Augen.

- Während der ersten beiden Entspannungsphasen in diesem Programm haben wir durch Spannung und Loslassen der Muskulatur eine Entspannung in Körper und Geist erzeugt, die wir nun geistig wieder herstellen werden.

- Bringe dazu die Aufmerksamkeit zum rechten Bein, erinnere Dich daran, wie sich das rechte Bein beim Loslassen der Muskulatur angefühlt hat und entspanne das rechte Bein.

- Bringe die Aufmerksamkeit zum linken Bein, erinnere Dich an die Entspannung und lasse das linke Bein los. Aufmerksamkeit zum Bauch, erinnere Dich an die Entspannung und führe sie aus.

- Aufmerksamkeit zu den Armen. Erinnere Dich an das Gefühl des Loslassens und entspanne. Aufmerksamkeit zu den Schultern, erinnere Dich daran, wie entspannt sie waren und lasse sie los. Aufmerksamkeit zum Gesicht. Erinnere Dich an das Gefühl der Entspannung und lasse los. Das einzige, was auf Deinem Gesicht zu sehen sein sollte, ist ein leichtes Lächeln.

- Nun erinnere Dich an das Gefühl der geistigen Entspannung, lasse sie Deinen Geist wieder zur Ruhe bringen und genieße dieses Gefühl für ein paar Momente.

- Nun bringe die Aufmerksamkeit wieder zum Atem, atme tief in den Bauch, bewege leicht Hände und Füße, öffne die Augen und beende die Trainingseinheit.

Wiederhole Tag 21 **Tag 26**

Wiederhole Tag 22 **Tag 27**

Wiederhole Tag 23 **Tag 28**

Wiederhole Tag 24 **Tag 29**

Wiederhole Tag 25 **Tag 30**

Die Wirbelsäule kann sich ...

... nach vorne beugen.

... nach hinten beugen.

... nach rechts und links beugen.

... in sich drehen.

Alle anderen Bewegungen sind Kombinationen dieser 5 Hauptbewegungen.

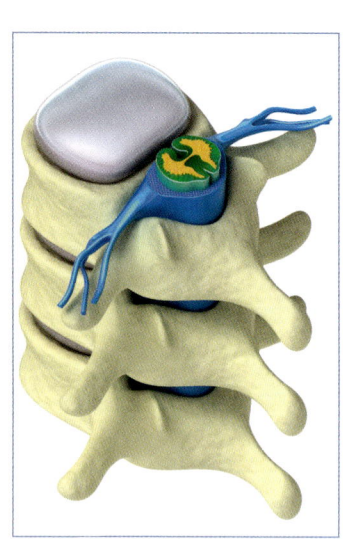

Die Form der Wirbelsäule ...

... wird als »Doppel-S-Krümmung« bezeichnet, da sie aussieht wie zwei aufeinandergeschichtete »S«

... schützt als Stoßdämpfer das Gehirn.

... schützt das Rückenmark im Rückenmarkskanal.

Jeder Wirbel besteht aus …

… dem Wirbelkörper, der die tragende Funktion übernimmt.

… dem Wirbelbogen, der das Rückenmark beherbergt.

… den Facettengelenken, die die Wirbel miteinander verbinden.

… den Gelenkfortsätzen, an denen die Muskulatur ansetzt.

Die Bandscheiben ...

... liegen zwischen den Wirbelkörpern.

... schützen die Wirbel davor, aneinander zu reiben.

... haben einen harten äußeren Ring und einen weichen gelartigen Kern.

... dämpfen Stöße, die durch Gehen, Springen und andere Bewegungen entstehen.

Notizen

Notizen

Notizen

Notizen

Tag	Tag	Tag
01	**02**	**03**
Tag	Tag	Tag
04	**05**	**06**
Tag	Tag	Tag
07	**08**	**09**
Tag	Tag	Tag
10	**11**	**12**
Tag	Tag	Tag
13	**14**	**15**

- Behalte Deinen Fortschritt im Blick! Hake einfach die erledigten Übungstage ab.
- Funktioniert auch als Kopiervorlage.

Tag	Tag	Tag
16	17	18
Tag	Tag	Tag
19	20	21
Tag	Tag	Tag
22	23	24
Tag	Tag	Tag
25	26	27
Tag	Tag	Tag
28	29	30

Für absolute »Zeitmuffel«

Wenn Du selbst 5 Minuten am Tag zu viel findest, biete ich Dir hier noch die abgespeckte Version an. Mache 30 Tage lang nur eine Übung am Tag! Du wirst überrascht sein, was selbst das in Dir verändert.

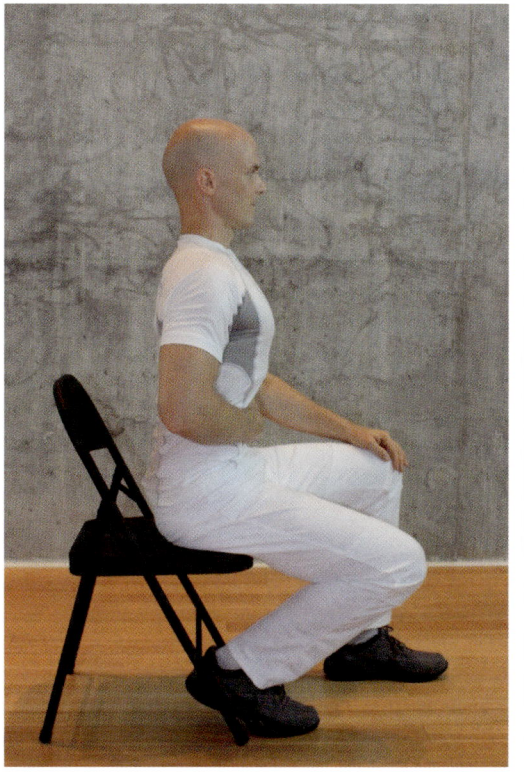
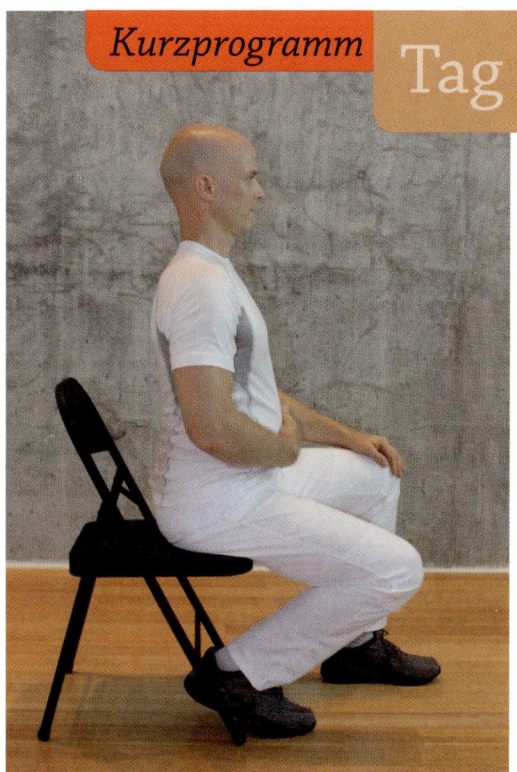

- Lege eine Hand auf den Bauchnabel.

- Ziehe den Bauch mit der Ausatmung zur Wirbelsäule.

- Du kannst mit der Hand etwas nachhelfen, sodass der Bauch etwas weiter zurückgehen kann.

- Wölbe den Bauch mit der Ausatmung so weit es geht nach außen.

- Atme 3 bis 4 Sekunden lang aus und 3 bis 4 Sekunden lang ein.

- Zähle geistig die Sekunden der Ein- und Ausatmung.

- Wiederhole 4- bis 6-mal.

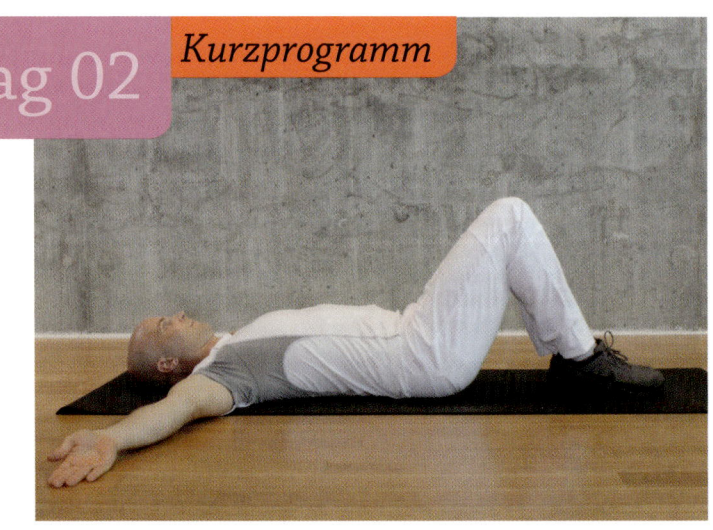

- Lege beide Arme auf Schulterhöhe ab und schließe die Beine.
- Die Füße bleiben aufgestellt.

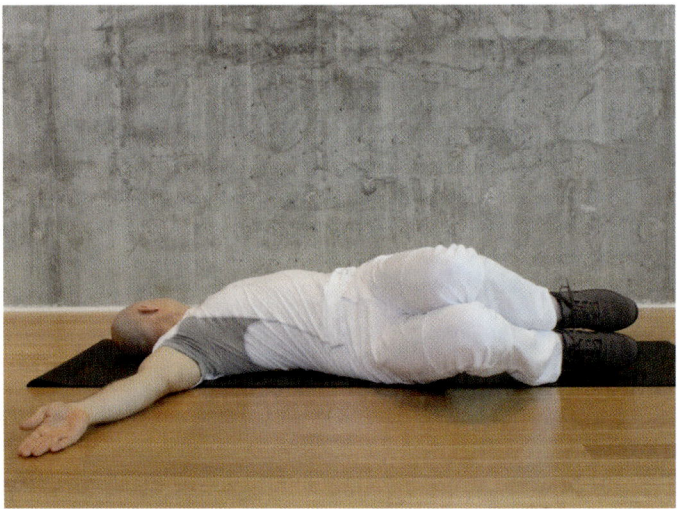

- Ausatmen, senke beide Beine nach rechts.
- Die Beine müssen nicht zum Boden gehen.
- Mache nur so viel, wie es angenehm ist.
- Drehe den Kopf nach links.
- Achte darauf, dass beide Schultern am Boden liegen bleiben und Du ruhig atmen kannst.
- Wiederhole auf der anderen Seite.

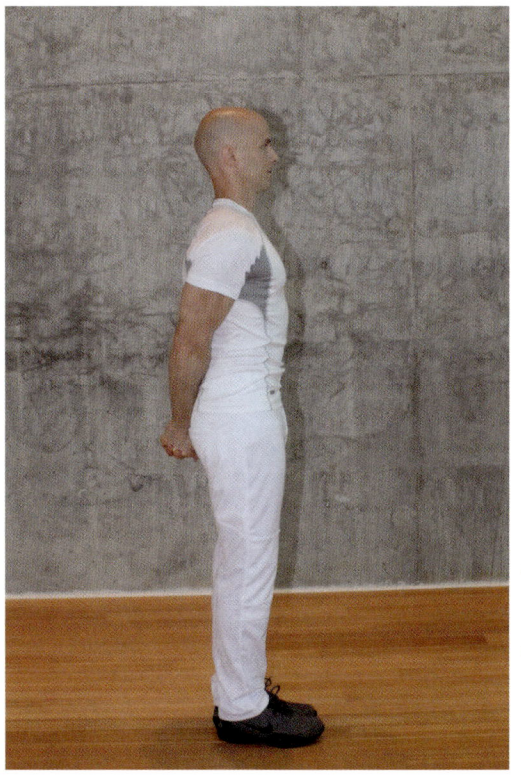

- Schließe die Beine und verschränke die Hände hinter dem Rücken.

- Spanne das Gesäß an und rolle das Becken leicht nach hinten, sodass sich das Steißbein senkt.

- Mit der Einatmung rolle den Kopf leicht in den Nacken und ziehe die Hände nach unten.

- Probiere, gleichzeitig das Brustbein zu heben, sodass sich der Brustkorb weitet.

- Richte Dich mit der Einatmung auf und wiederhole die Übung noch 1-mal.

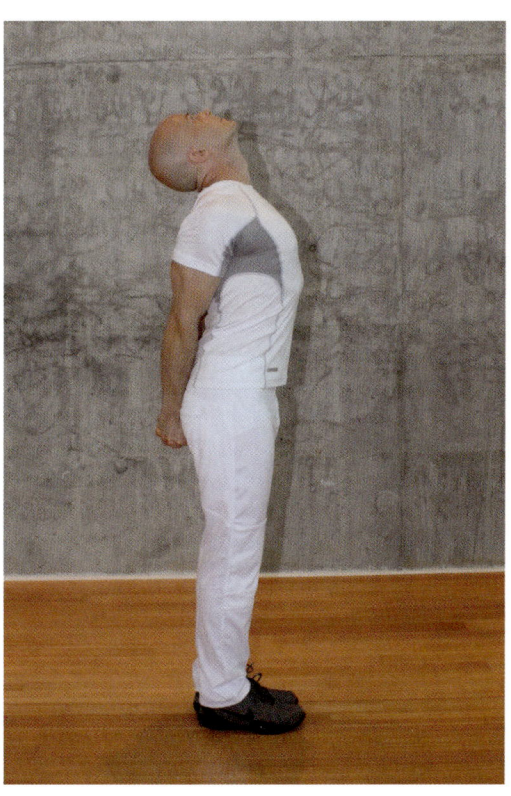

Kurzprogramm

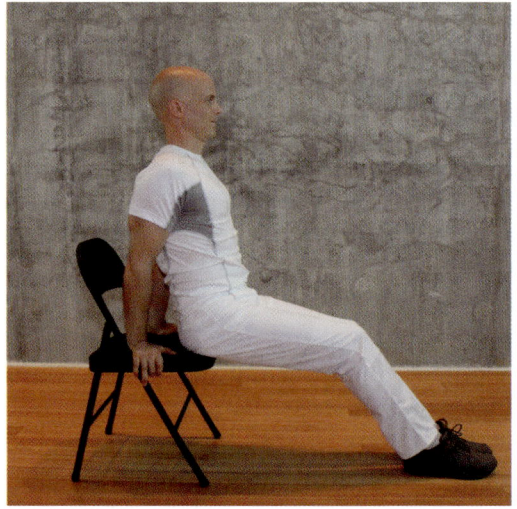

- Stelle die Hände hinter Dir auf die Sitzfläche.
- Strecke die Beine vor Dir aus, die Knie sind leicht gebeugt, die Füße stehen am Boden.
- Mit der Einatmung hebe das Becken und rolle den Kopf leicht in den Nacken.

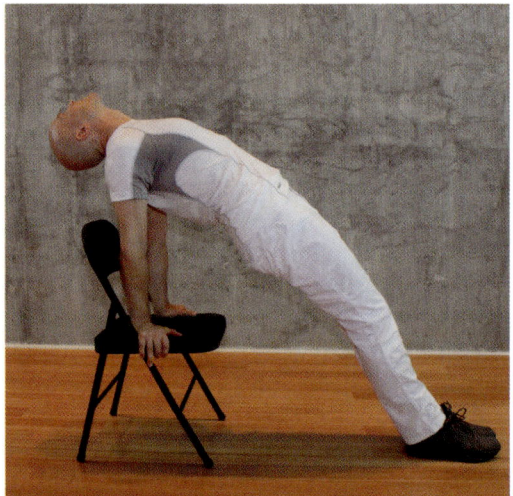

- Senke das Becken und beuge Dich leicht nach vorne.
- Spüre die sanfte Dehnung im unteren Rücken.
- Wiederhole die Übung noch 1-mal.

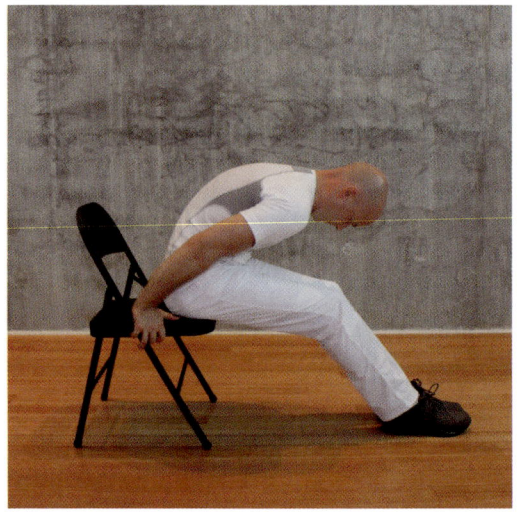

- Lege Dich auf den Rücken.

- Konzentriere Dich auf den Punkt zwischen den Augenbrauen, der in östlichen Traditionen als der Sitz des Bewusstseins, der Sitz der Konzentrationskraft bezeichnet wird. Immer, wenn Du merkst, dass der Geist abwandert, an etwas anderes denkt, bringe ihn zurück zu diesem Punkt. Probiere, für 1 bis 2 Minuten vollkommen konzentriert und aufmerksam zu bleiben und wiederhole geistig ununterbrochen: »Ich bin vollkommen entspannt – ich bin vollkommen entspannt – ich bin vollkommen entspannt.«

- Dann bringe die Aufmerksamkeit zurück zum Atem, atme tief ein. Bewege leicht Hände und Füße, strecke Dich und beende die Einheit.

Rückenschmerz ist ...

... nach medizinischer Definition Schmerz in der Muskulatur zwischen dem unteren Ende des Brustkorbs und dem Becken.

Alle anderen Schmerzen in der Rückseite des Körpers sind Nackenschmerzen.

Spezifische Rückenschmerzen sind ...

... Schmerzen mit einer bestimmten Ursache, zum Beispiel:

> ... Bandscheibenvorfall
>
> ... Wirbelgleiten
>
> ... Wirbelbruch
>
> ... Tumor

Sie stellen aber nur etwa fünf Prozent aller Rückenbeschwerden dar.

Schmerz ...

... ist eine Reaktion des Körpers auf Verletzung.

... warnt uns vor weiteren Verletzungen.

... wird von jedem Menschen anders erlebt.

Tag 06 — *Wiederhole Tag 01 (Kurzprogramm)*

Tag 07 — *Wiederhole Tag 02 (Kurzprogramm)*

Tag 08 — *Wiederhole Tag 03 (Kurzprogramm)*

Tag 09 — *Wiederhole Tag 04 (Kurzprogramm)*

Tag 10 — *Wiederhole Tag 05 (Kurzprogramm)*

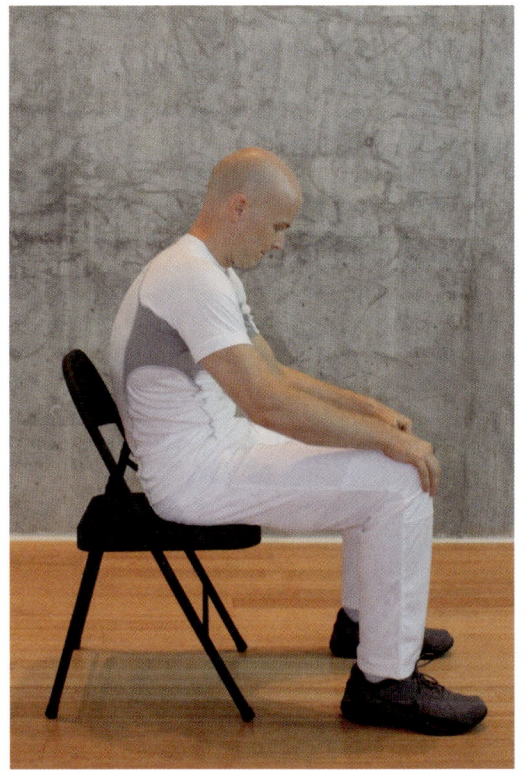
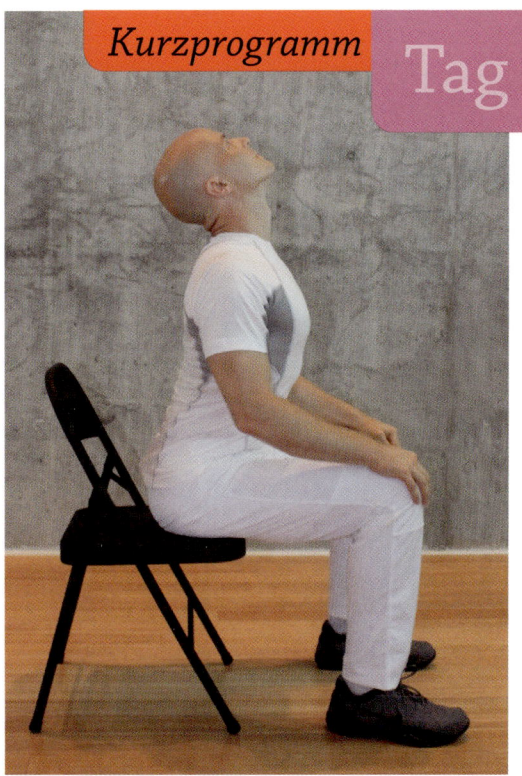

- Lege die Hände auf die Knie und richte den Rücken auf.
- Ausatmen, lasse den Kopf nach vorne sinken.
- Mache einen runden Rücken.

- Einatmen, richte Dich auf.
- Rolle den Kopf in den Nacken.
- Schiebe den Brustkorb nach vorne.
- Wiederhole 4- bis 6-mal.

Tag 12 *Kurzprogramm*

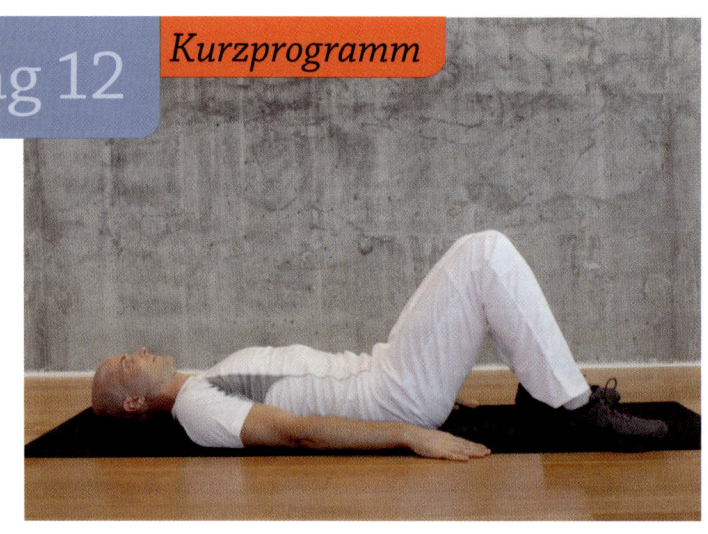

- Lege Dich auf den Rücken, stelle die Füße etwa schulterweit auseinander auf.
- Die Arme liegen am Körper, die Handflächen zeigen nach unten.

- Ausatmen, hebe das Becken so weit es geht.
- Halte die Stellung und atme tief weiter.
- Spanne das Gesäß fest an, um den unteren Rücken zu unterstützen.
- Wiederhole noch 2-mal.

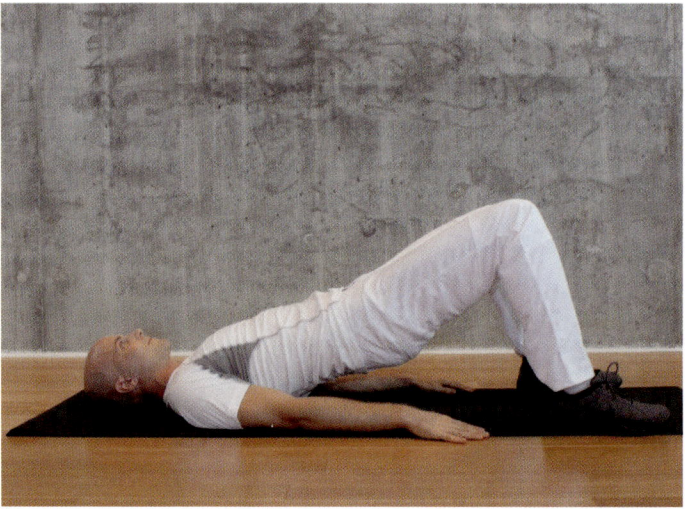

- Setze Dich auf den Boden.
- Strecke die Beine vor Dir aus.
- Stelle die Hände hinter Dir auf, die Finger zeigen zu den Füßen.

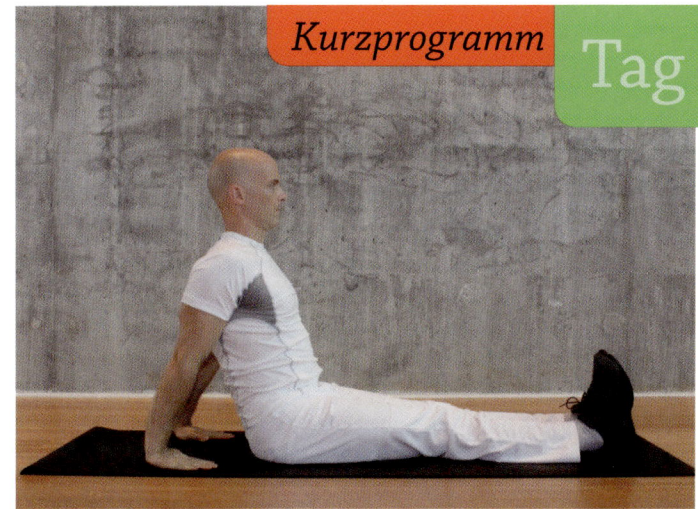

Kurzprogramm **Tag 13**

- Einatmen, hebe das Becken.
- Rolle den Kopf in den Nacken.
- Die Knie bleiben gestreckt.

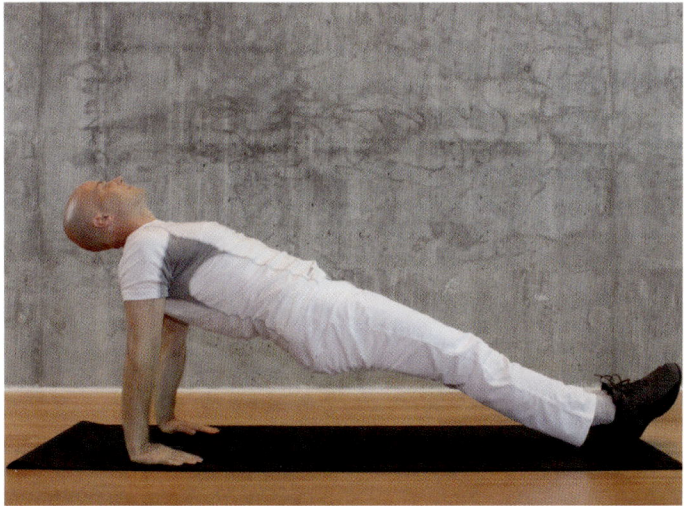

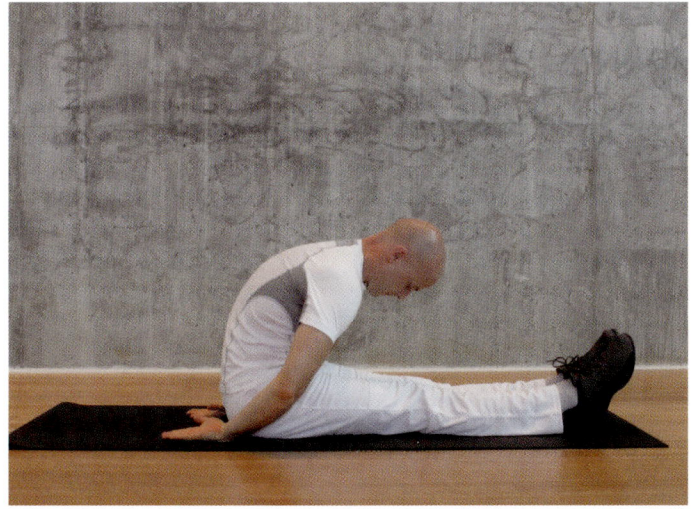

- Senke das Becken und beuge Dich sanft vor.
- Lasse die Beine ganz locker und entspanne den Rücken.
- Wiederhole noch 1-mal.

121

Tag 14 — Kurzprogramm

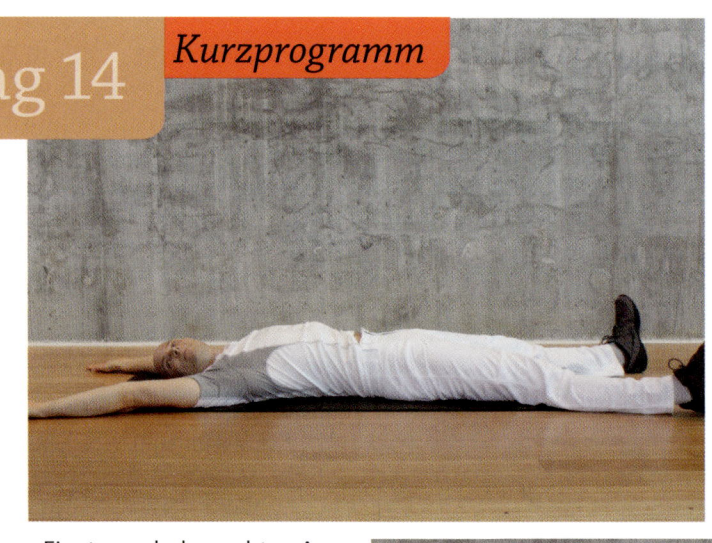

- Lege Dich auf den Rücken.
- Mache ein »X« mit Armen und Beinen.
- Drehe den Kopf und schaue zur rechten Hand.

- Einatmen, hebe rechten Arm und linkes Bein.
- Probiere, die rechte Hand zum linken Schienbein oder Fuß zu bringen.
- Achte darauf, dass die linke Schulter am Boden liegen bleibt.
- Ausatmen, senken.
- Wiederhole noch 2-mal, dann wechsle die Seite.

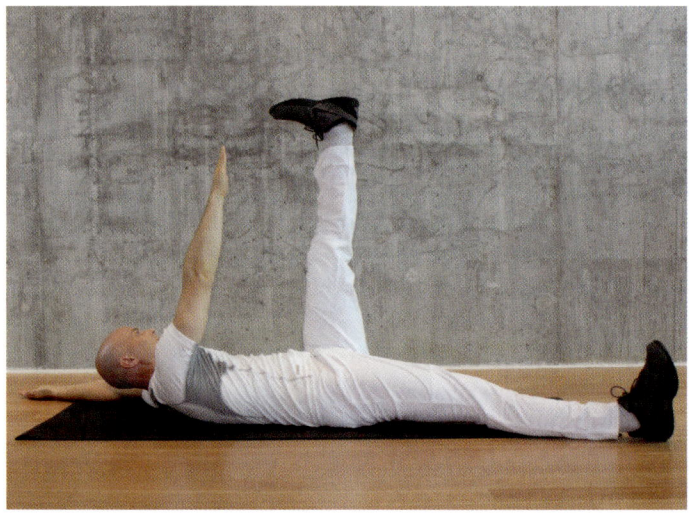

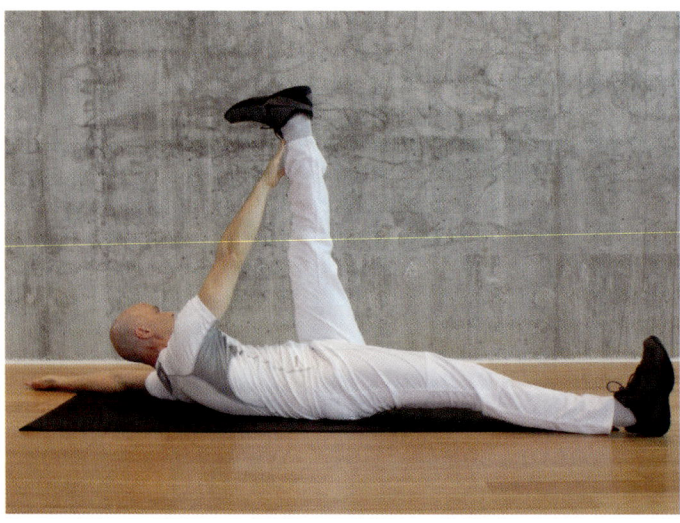

- Lege Dich auf den Rücken. Konzentriere Dich auf die einzelnen Körperteile und wiederhole geistig dabei je 3-mal:

  - mein rechtes Bein ist schwer und warm,

  - mein linkes Bein ist schwer und warm,

  - mein rechter Arm ist schwer und warm,

  - linker Arm …,

  - Oberkörper …,

  - meine Stirn ist angenehm kühl.

- Spüre, wie entspannt der Körper ist.

Tag 16 — *Wiederhole Tag 11 (Kurzprogramm)*

Tag 17 — *Wiederhole Tag 12 (Kurzprogramm)*

Tag 18 — *Wiederhole Tag 13 (Kurzprogramm)*

Tag 19 — *Wiederhole Tag 14 (Kurzprogramm)*

Tag 20 — *Wiederhole Tag 15 (Kurzprogramm)*

- Gehe in die Tischstellung.

- Halte den Rücken gerade.

- Einatmen, Strecke das rechte Bein nach hinten und rolle den Kopf in den Nacken.

- Achte darauf, dass das Bein möglichst gerade bleibt.

- Schiebe die rechte Ferse von Dir weg.

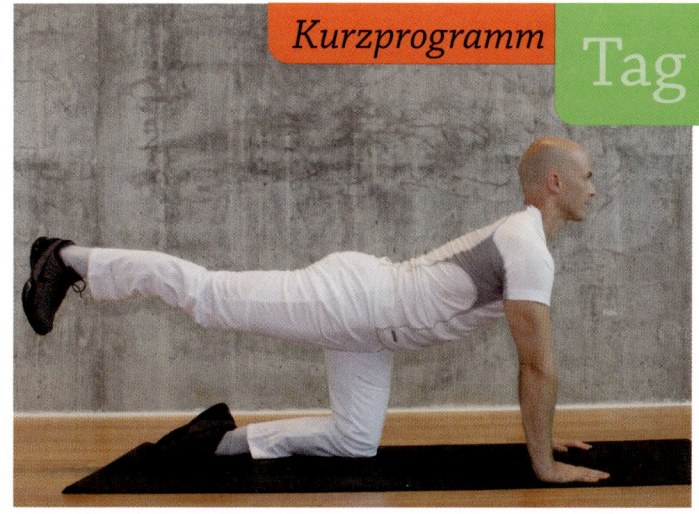

Kurzprogramm Tag 21

- Ausatmen, senke das Bein.

- Ziehe das Knie in Richtung Brustkorb.

- Senke den Kopf in Richtung Brustbein.

- Wiederhole 3-mal, dann wechsle die Seite.

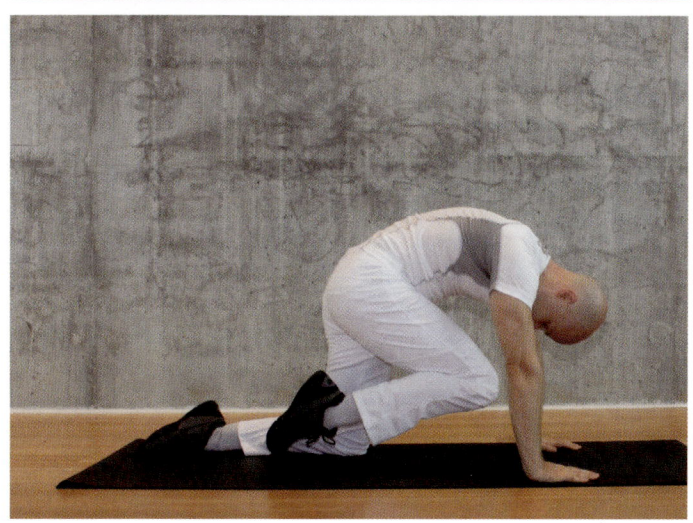

Kurzprogramm

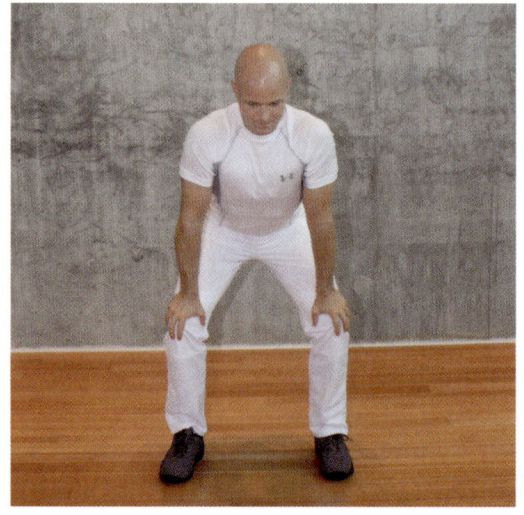

- Beuge die Beine leicht.
- Drücke mit den Händen auf die Knie.
- Drehe Dich von Seite zu Seite.
- Schaue abwechselnd über die rechte und linke Schulter.

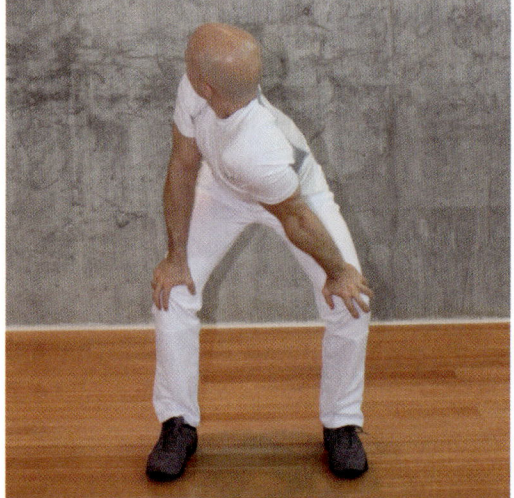

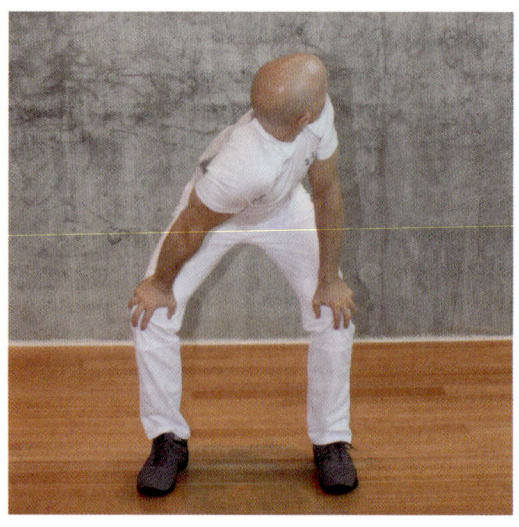

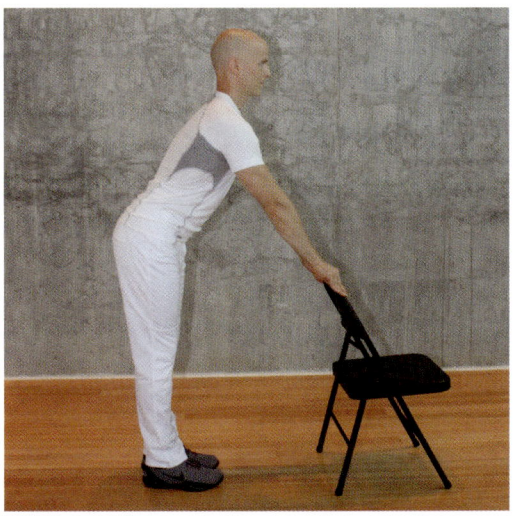

- Halte Dich an der Stuhllehne fest.
- Gehe einen großen Schritt zurück.
- Schließe die Beine.
- Probiere, den Rücken möglichst gerade zu halten.
- Ausatmen, beuge Dich so weit es geht nach vorne.

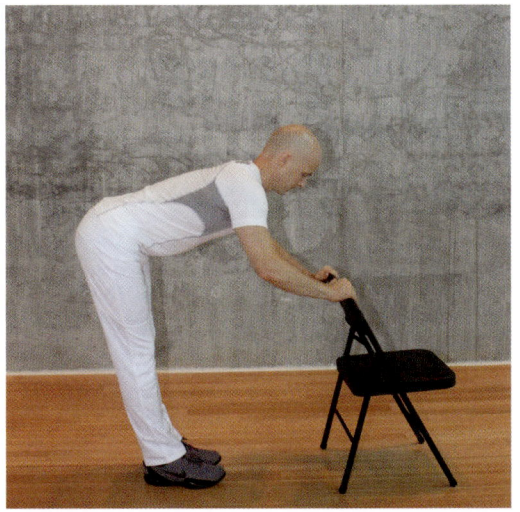

- Beuge die Beine leicht und richte Dich mit der Einatmung auf.

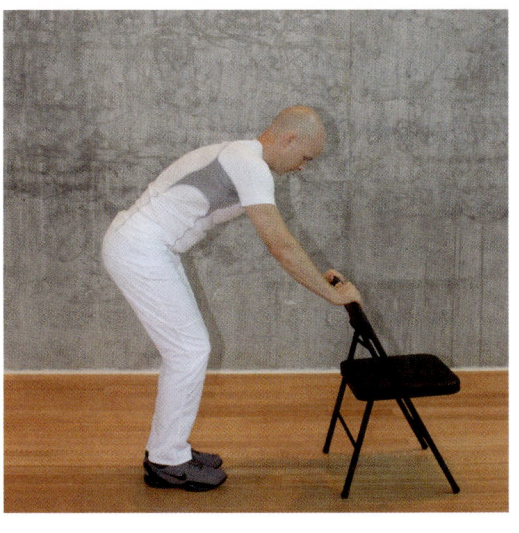

127

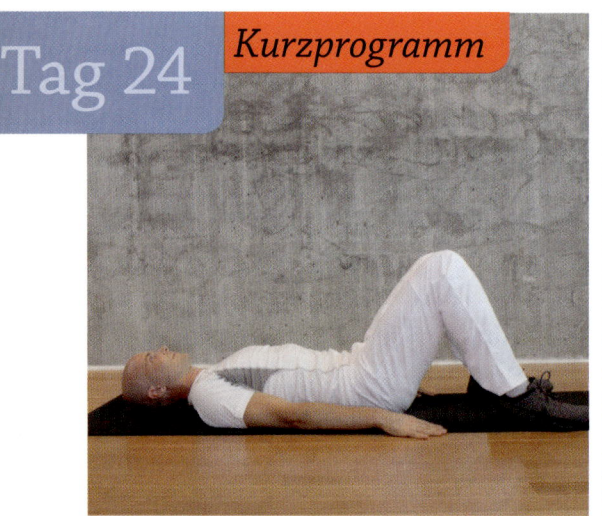 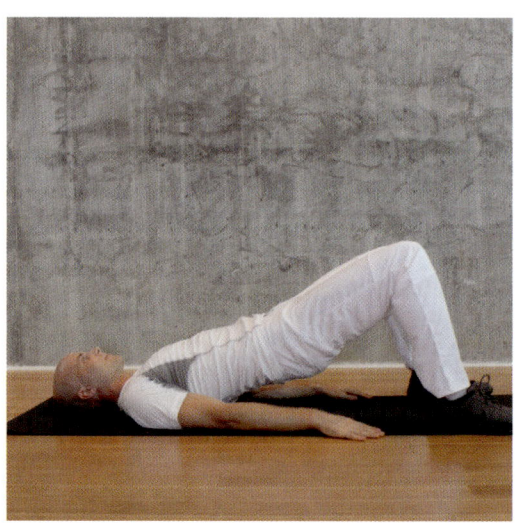

- Lege Dich auf den Rücken.
- Stelle die Füße etwa schulterweit auseinander auf.
- Die Arme liegen seitlich am Körper.

- Einatmen, hebe das Becken.

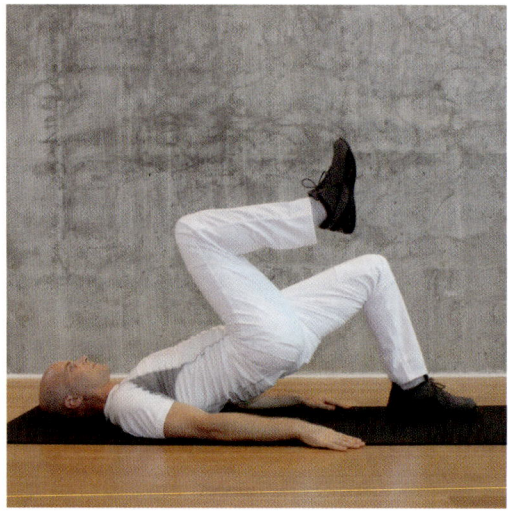 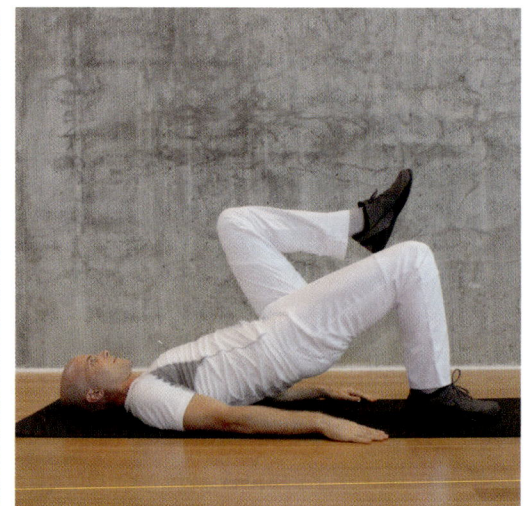

- Hebe abwechselnd rechtes und linkes Bein hoch.
- Achte darauf, dass das Becken oben bleibt.

- Ausatmen, ziehe den Bauch zurück.

- Einatmen, fülle den Bauch.

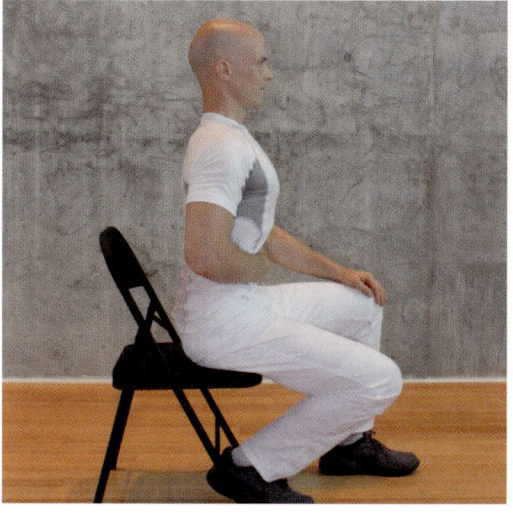
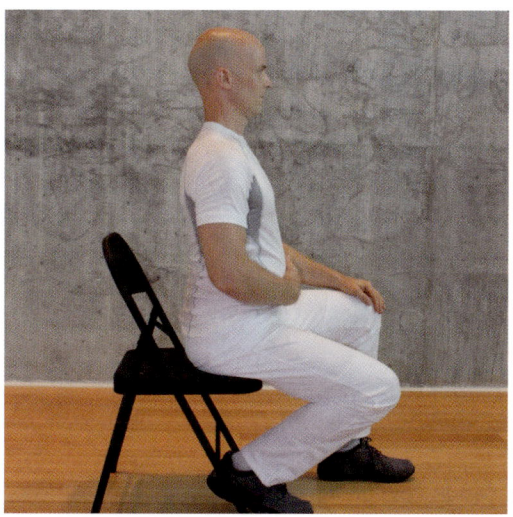

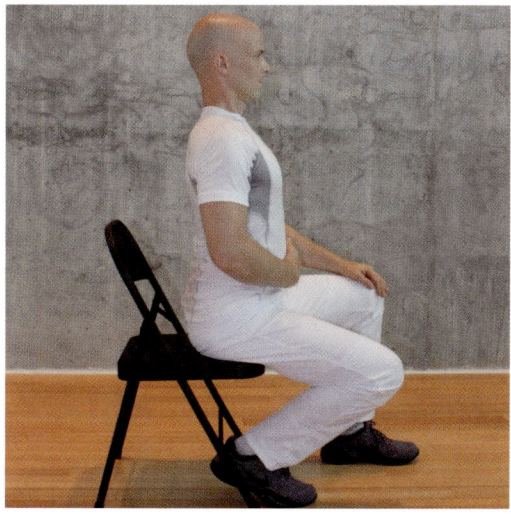
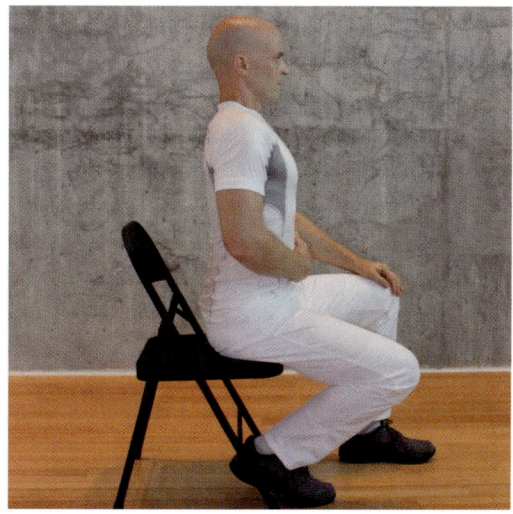

- Atme weiter ein, fülle auch den Brustkorb.

- Atme weiter ein, hebe die Schultern.

- Ausatmen, senke die Schultern, entspanne den Brustkorb und ziehe den Bauch zurück.

- Atme 4 bis 6 Sekunden lang ein und 4 bis 6 Sekunden lang aus.

- Wiederhole 3- bis 4-mal.

Tag 26 — *Wiederhole Tag 21 (Kurzprogramm)*

Tag 27 — *Wiederhole Tag 22 (Kurzprogramm)*

Tag 28 — *Wiederhole Tag 23 (Kurzprogramm)*

Tag 29 — *Wiederhole Tag 24 (Kurzprogramm)*

Tag 30 — *Wiederhole Tag 25 (Kurzprogramm)*

Abschluss: Nimm Dir ein bisschen Zeit, die letzten 30 Tage zu betrachten.

Erinnere Dich daran, wie Du Dich am Anfang gefühlt hast. Lies noch einmal Deine ersten Notizen und vergleiche mit dem Jetzt. War es anstrengend? Hat es sich für Dich gelohnt?

Ich gehe einfach mal davon aus, dass Du eine Veränderung in Dir spüren kannst, also mache doch einfach weiter. Entscheide Dich, die nächsten 30 Tage durchzuhalten, fange wieder mit Tag 1 an und mache noch eine Runde!

Gut zu wissen: Die sogenannten Red Flags

Suche sofort einen Arzt auf, wenn mit einem akuten Rückenschmerz eins der folgenden Symptome auftritt

... Lähmungserscheinungen

... Taubheit in Händen oder Füßen

... Schwierigkeiten beim Wasserlassen, oder -halten

... Taubheit im inneren Oberschenkelbereich

Notizen

Notizen

Notizen

Notizen

Notizen

Tag	Tag	Tag
01	**02**	**03**
Tag	Tag	Tag
04	**05**	**06**
Tag	Tag	Tag
07	**08**	**09**
Tag	Tag	Tag
10	**11**	**12**
Tag	Tag	Tag
13	**14**	**15**

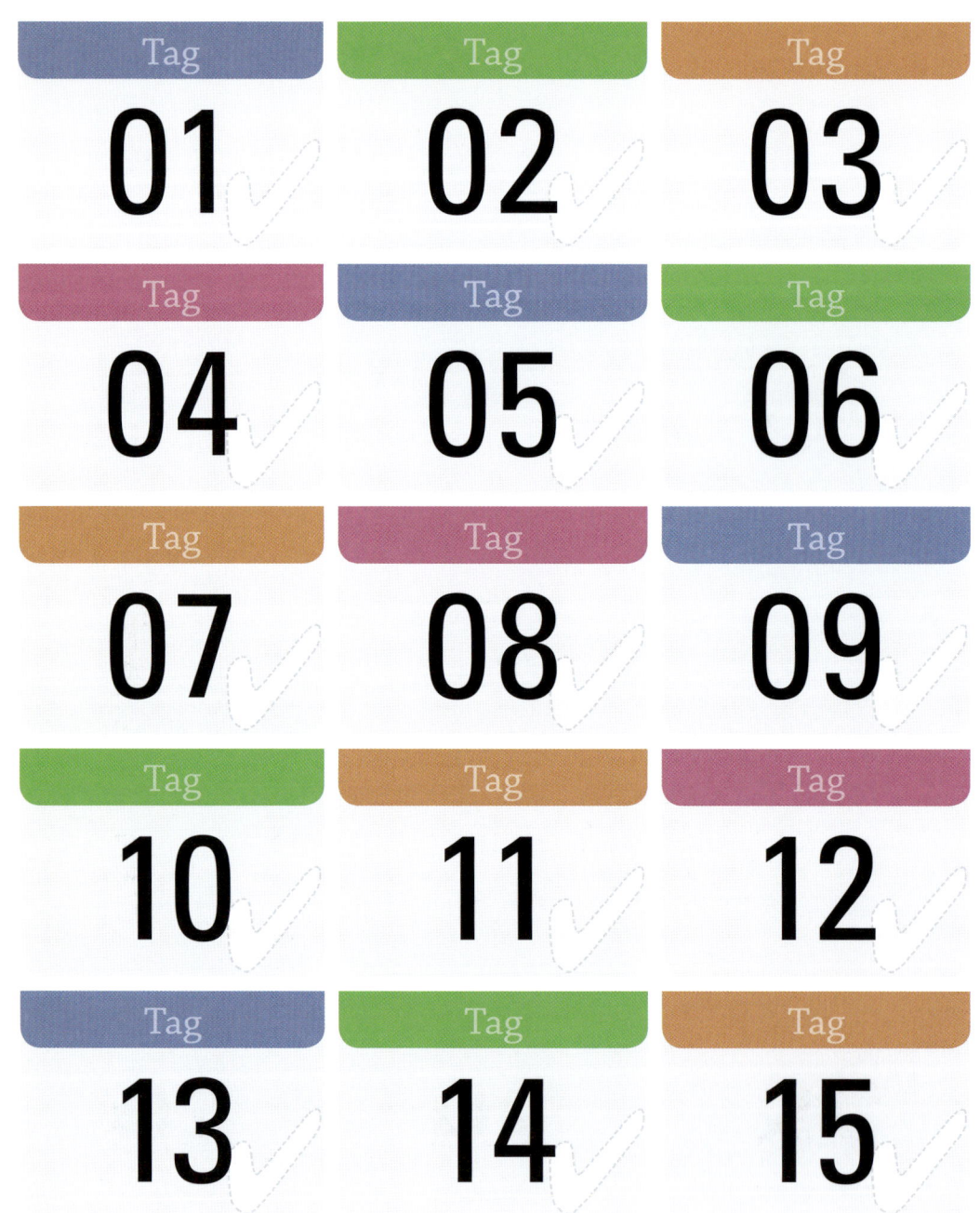

- Behalte Deinen Fortschritt im Blick! Hake einfach die erledigten Übungstage ab.
- Funktioniert auch als Kopiervorlage.

Tag	Tag	Tag
16	17	18
Tag	Tag	Tag
19	20	21
Tag	Tag	Tag
22	23	24
Tag	Tag	Tag
25	26	27
Tag	Tag	Tag
28	29	30

LOGI-Methode

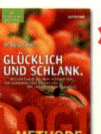

Glücklich und schlank.
Mit viel Eiweiß und dem richtigen Fett.
Das komplette LOGI-Basiswissen.
Mit umfangreichem Rezeptteil.
Dr. Nicolai Worm
978-3-927372-26-9 **19,90 €**

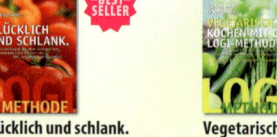

Vegetarisch kochen mit der LOGI-Methode.
LOGI ohne Fisch und Fleisch?
Na klar! 80 innovative und kreative
LOGI-Veggie-Rezepte.
Wenige Kohlenhydrate – glutenfrei!
Susanne Thiel | Dr. Nicolai Worm
978-3-927372-80-1 **19,95 €**

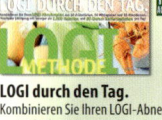

LOGI durch den Tag.
Kombinieren Sie Ihren LOGI-Abnehmplan
aus 50 Frühstücken, 50 Mittagessen
und 50 Abendessen. Maximale Sättigung
mit weniger als 1.600 Kalorien
und 80 Gramm Kohlenhydraten pro Tag!
Franca Mangiameli
978-3-927372-79-5 **29,95 €**

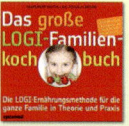

Das große LOGI-Familien-kochbuch.
Die LOGI-Ernährungsmethode für die
ganze Familie in Theorie und Praxis.
Mit 100 tollen Rezepten, die auch Kindern
schmecken.
Marianne Botta | Dr. Nicolai Worm
978-3-927372-96-2 **19,99 €**

Die LOGI-Jubiläumsbox.
Zehn erfolgreiche, glückliche und schlanke
Jahre mit der LOGI-Methode.
Enthält DIE drei Standardwerke rund um
die LOGI-Methode zum Jubiläumspreis.
· Glücklich und schlank.
· Das große LOGI-Kochbuch.
· Das neue große LOGI-Kochbuch.
Dr. Nicolai Worm | Franca Mangiameli
Heike Lemberger
978-3-927372-68-9 **45,00 EUR**
(erhältlich solange der Vorrat reicht)

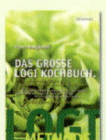

Das große LOGI-Kochbuch.
120 raffinierte Rezepte zur Ernährungs-
revolution von Dr. Nicolai Worm.
Mit exklusiven LOGI-Kompositionen
der Spitzenköche Alfons Schuhbeck,
Vincent Klink, Ralf Zacherl, Christian
Henze und Andreas Gerlach.
Franca Mangiameli
978-3-927372-29-0 **19,95 €**

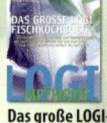

Das große LOGI-Fischkochbuch.
Köstliche Gerichte mit Fisch und Meeres-
früchten aus heimischen Gewässern und
aus aller Welt.
Susanne Thiel | Anna Fischer
978-3-942772-07-5 **19,99 €**

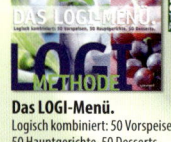

Das LOGI-Menü.
Logisch kombiniert: 50 Vorspeisen,
50 Hauptgerichte, 50 Desserts.
Franca Mangiameli
978-3-927372-60-3 **29,95 €**

**Leicht abnehmen!
Geheimrezept Eiweiß.**
Gewicht verlieren mit Eiweiß und
Formula-Mahlzeiten. Und dann:
gesund und schlank auf Dauer mit LOGI.
Dr. Hardy Walle | Dr. Nicolai Worm
978-3-927372-39-9 **19,95 €**

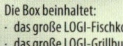 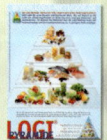

Noch mehr LOGI.
Die LOGI-Fisch-, -Back- und -Grillbox.
Über 400 raffinierte Rezepte.
Die Box beinhaltet:
· das große LOGI-Fischkochbuch
· das große LOGI-Grillbuch,
· das große LOGI-Back- und -Dessertbuch
Heike Lemberger | Franca Mangiameli
Susanne Thiel | Anna Fischer
978-3-942772-48-8 **45,00 EUR**
(erhältlich solange der Vorrat reicht)

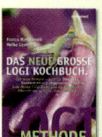 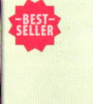

Das neue große LOGI-Kochbuch.
120 neue Rezepte – auch für Desserts,
Backwaren und vegetarische Küche.
Jede Menge LOGI-Tricks und die klügsten
Alternativen zu Pizza, Pommes und Pasta.
Franca Mangiameli | Heike Lemberger
978-3-927372-44-3 **19,95 €**

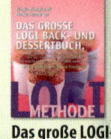

**Das große LOGI-Back- und
Dessertbuch.**
Über 100 raffinierte Dessertrezepte,
die Sie niemals für möglich gehalten
hätten. So macht Leben nach LOGI
noch mehr Spaß!
Mit ausführlichem Stevia-Extrakapitel.
Franca Mangiameli | Heike Lemberger
978-3-927372-66-5 **19,95 €**

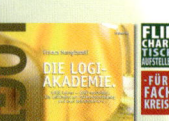

LOGI-Guide.
Tabellen mit über 500 Lebensmitteln,
bewertet nach ihrem glykämischen Index
und ihrer glykämischen Last.
Franca Mangiameli
Dr. Nicolai Worm | Andra Knauer
978-3-942772-02-0 **6,99 €**

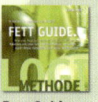

**Leicht abnehmen!
Das Rezeptbuch.**
Gewicht verlieren mit Eiweiß und Formula-
Mahlzeiten. Und für danach: 70 einfache
und abwechslungsreiche LOGI-Rezepte.
Dr. Hardy Walle
978-3-927372-40-5 **12,95 €**

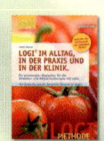

**Abnehmen lernen.
In nur zehn Wochen!**
Das intelligente LOGI-Power-Programm
zur dauerhaften Gewichtsreduktion.
Mit diesem Tagebuch werden Sie Ihr
eigener LOGI-Coach!
Heike Lemberger | Franca Mangiameli
978-3-927372-46-7 **18,95 €**

Das große LOGI-Grillbuch.
120 heiß geliebte Grillrezepte
rund um Gemüse, Fisch und Fleisch.
Ein Fest für LOGI-Freunde.
Heike Lemberger | Franca Mangiameli
978-3-942772-12-9 **19,99 €**

Fett Guide.
Wie viel Fett ist gesund? Welches
Fett wofür? Tabellen mit über 500
Lebensmitteln, bewertet nach ihrem
Fettgehalt und ihrer Fettqualität.
Heike Lemberger
Ulrike Gonder | Dr. Nicolai Worm
978-3-942772-09-9 **9,99 €**

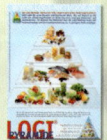

**DIN-A1-Poster:
LOGI-Pyramide.**
(erhältlich nur beim Verlag)
6,50 € zzgl. 5,00 € Versand

**LOGI im Alltag, in der Praxis
und in der Klinik.**
Andra Knauer
978-3-942772-31-0 **8,99 €**

Die LOGI-Kochkarten.
Die besten LOGI-Rezepte.
Einfallsreich, einfach, preiswert.
978-3-927372-45-0 **17,95 €**

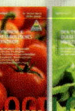

LOGI-Grundlagenbroschüren.
· Den Typ-2-Diabetes an der Wurzel packen.
· Syndrom X: Metabolisches Syndrom.
· Süßes Blut rächt sich bitter.
(erhältlich nur beim Verlag)
➧ Paketpreis für alle drei: 7,50 €

www.systemed.de

LOGI/Gesundheit

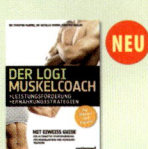

Der LOGI-Muskel-Coach.
Die ultimative Sporternährung für
Muskelaufbau und Ausdauertraining.
Dr. Torsten Albers | Dr. Nicolai Worm
Kirsten Segler
978-3-942772-13-6 **19,99 €**

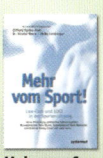

Mehr vom Sport!
Low-Carb und LOGI in der
Sporternährung.
Unter Mitwirkung zahlreicher
Spitzensportler: Boxweltmeister Felix
Sturm, Schwimmprofi Mark Warnecke,
Leichtathlet Danny Ecker und viele mehr.
Clifford Opoku-Afari | Dr. Nicolai Worm
Heike Lemberger
978-3-927372-41-2 **19,95 €**

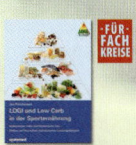

LOGI und Low Carb
in der Sporternährung.
Glykämischer Index und glykämische
Last – Einfluss auf Gesundheit
und körperliche Leistungsfähigkeit.
Jan Prinzhausen
978-3-927372-30-6 **24,90 €**

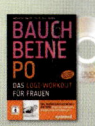

Bauch, Beine, Po – das
LOGI-Workout für Frauen. (DVD)
Inklusive ausführlichem Booklet.
Matthias Maier | Dr. Nicolai Worm
978-3-927372-98-6 **14,95 €**

Yes, I can!
Erfolgreich schlank in 365 Schritten.
Dr. Ilona Bürgel
978-3-927372-51-1 **15,00 €**

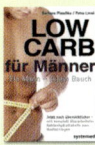

Low-Carb für Männer.
Ein Mann – (k)ein Bauch.
Jetzt noch übersichtlicher – mit komplett
überarbeiteter Kohlenhydrattabelle
zum Nachschlagen.
Barbara Plaschka | Petra Linné
978-3-942772-52-5 **15,99 €**

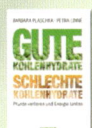

Gute Kohlenhyrate –
schlechte Kohlenhydrate
Pfunde verlieren und Energie tanken
Barbara Plaschka | Petra Linné
978-3-927372-81-8 **12,95 €**

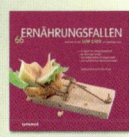

66 Ernährungsfallen
… und wie sie mit Low-Carb
zu vermeiden sind.
- in typischen Alltagssituationen
- für Büro und Freizeit
- mit Einkaufsführer im Supermarkt
- mit ausführlichem Restaurant-Guide
Barbara Plaschka | Petra Linné
978-3-927372-55-9 **15,95 €**

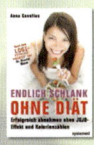

Endlich schlank ohne Diät
Erfolgreich abnehmen ohne JOJO-Effekt
und Kalorienzählen - nach dem
LOGI-Erfolgsprinzip von Dr. Nicolai Worm.
Anna Cavelius
978-3-942772-10-5 **9,99 €**

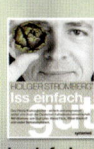

Iss einfach gut.
Das Prinzip Nahrungskette – einfach und
pragmatisch erklärt vom Koch der
Deutschen Fußballnationalmannschaft.
Holger Stromberg
978-3-942772-28-0 **18,99 €**
Auch erhältlich in Hardcover-Luxus-
ausführung mit Moleskine Gummi und
Saisonkalender als DIN-A3-Poster
978-3-942772-50-1 **24,99 €**

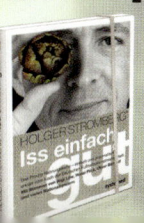

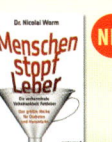

Menschenstopfleber.
Die verharmloste Volkskrankheit
Fettleber.
Dr. Nicolai Worm
978-3-927372-78-8 **19,99 €**

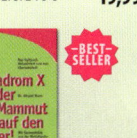

BEST-SELLER

Syndrom X oder
Ein Mammut auf den Teller!
Mit Steinzeitdiät aus der Wohlstandsfalle.
Dr. Nicolai Worm
978-3-927372-23-8 **19,90 €**

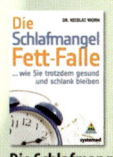

Die Schlafmangel-Fett-Falle.
Schlechter Schlaf macht dick und krank.
Wie Sie trotzdem gesund und schlank
bleiben.
Dr. Nicolai Worm
978-3-927372-94-8 **14,95 €**

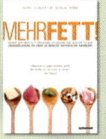

Mehr Fett!
Warum wir mehr Fett brauchen, um
gesund und schlank zu sein.
Ulrike Gonder | Dr. Nicolai Worm
978-3-927372-54-2 **19,95 €**

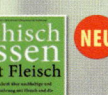

Ethisch Essen mit Fleisch.
Eine Streitschrift über nachhaltige und
ethische Ernährung mit Fleisch und
die Missständnisse und Risiken einer
streng vegetarischen und veganen
Lebensweise.
Lierre Keith | Ulrike Gonder
978-3-927372-87-0 **14,99 €**

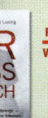

ERSCHEINT FRÜHJAHR 2014
VORBESTELLBAR AB SOFORT!

Pur, weiß, tödlich.
Warum der Zucker uns umbringt – und
wie wir das verhindern können.
Prof. Dr. John Yudkin | Prof. Dr. Robert Lustig
978-3-942772-41-9 **14,99 €**

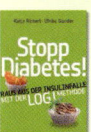 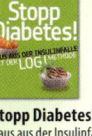

Stopp Diabetes!
Raus aus der Insulinfalle dank
der LOGI-Methode.
Katja Richert | Ulrike Gonder
978-3-927372-56-6 **16,95 €**

Stopp Diabetes!
Praxisbuch.
Ernährungs- und Bewegungspläne.
LOGI-Methode.
Ein besseres Leben mit Diabetes.
Katja Richert
978-3-942772-08-2 **16,99 €**

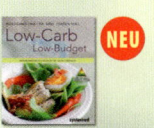

BEST-SELLER

Heilkraft D.
Wie das Sonnenvitamin vor Herz-
infarkt, Krebs und anderen Zivilisations-
krankheiten schützt.
Dr. Nicolai Worm
978-3-927372-47-4 **15,95 €**

Allergien vorbeugen.
Schwangerschaft und Säuglingsalter
sind entscheidend!
Dr. Imke Reese | Christiane Schäfer
978-3-927372-50-4 **14,95 €**

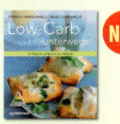

Low-Carb vegan.
40 Rezepte ohne tierische Lebensmittel.
Franca Mangiameli | Heike Lemberger
978-3-942772-68-6 **7,99 €**

Low-Carb unterwegs.
40 Rezepte für die Reise und zum
Mitnehmen.
Franca Mangiameli | Heike Lemberger
978-3-942772-66-2 **7,99 €**

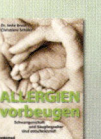

Low-Carb – Low Budget.
Kohlenhydratbilanzierte Küche
für den kleinen Geldbeutel.
Wolfgang Link | Dr. med. Jürgen Voll
978-3-942772-65-5 **7,99 €**

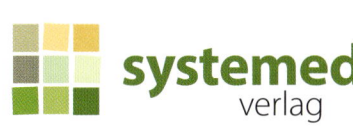

systemed verlag

Yoga/Achtsamkeit

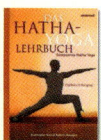

Das Hatha Yoga Lehrbuch.
Sampoorna Hatha Yoga, Perfektion in
Bewegung. Die 150 schönsten Übungen.
Marcel Anders-Hoepgen
978-3-927372-53-5 **29,95 €**

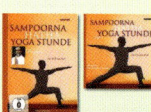

· **Sampoorna**
  Hatha Yoga Stunde (DVD)
  978-3-927372-64-1 **17,95 €**
· **Sampoorna**
  Hatha Yoga Stunde (CD)
  978-3-927372-65-8 **14,95 €**

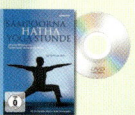

· **Sampoorna**
  Hatha Yoga Stunde
  Stufe 2 (DVD)
  978-3-942772-04-4 **17,95 €**

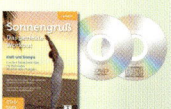

· **Sonnengruß, Teil 1** (DVD + CD)
  Das perfekte Workout
  978-3-927372-77-1 **16,95 €**

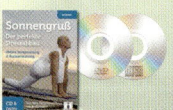

· **Sonnengruß, Teil 2** (DVD + CD)
  Der perfekte Stressabbau
  978-3-927372-97-9 **16,95 €**

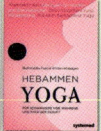

Hebammen Yoga
Übungen zur Geburtsvorbereitung
und Rückbildung. *Inkl. Mantra-Audio-CD.*
Marcel Anders-Hoepgen
978-3-927372-99-3 **19,99 €**

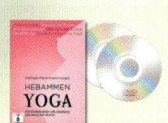

· **Hebammen Yoga** (Doppel-DVD)
  Übungen zur Geburtsvorbereitung
  und Rückbildung.
  978-3-942772-03-7 **16,95 €**

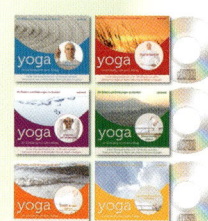

· **Augenentspannung** (CD)
  978-3-927372-71-9 **8,95 €**
· **Gleichgewicht** (CD)
  978-3-927372-72-6 **8,95 €**
· **Nackenentspannung** (CD)
  978-3-927372-70-2 **8,95 €**
· **Oberen Rücken stärken** (CD)
  978-3-927372-73-3 **8,95 €**
· **Unteren Rücken stärken** (CD)
  978-3-927372-74-0 **8,95 €**
· **Bauchmuskulatur stärken** (CD)
  978-3-927372-75-7 **8,95 €**

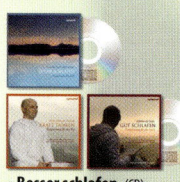

· **Besser schlafen.** (CD)
  Entspannung für die Nacht.
  978-3-927372-25-9 **12,99 €**
· **Gut schlafen.** (CD)
  Entspannung für die Nacht.
  978-3-942772-62-7 **9,95 €**
· **Kraft tanken.** (CD)
  Entspannung für den Tag.
  978-3-927372-61-0 **9,95 €**

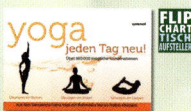

FLIP CHART TISCH AUFSTELLER

Yoga: Jeden Tag neu!
Über 100.000 mögliche Kombinationen
für Übungseinheiten à 5 bis 10 Minuten.
Marcel Anders-Hoepgen
978-3-927372-69-6 **28,00 €**

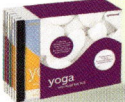

Yoga von Kopf bis Fuß.
5-Minuten-Übungen aus
dem Sampoorna Hatha Yoga.
Die Box beinhaltet:
· Augenentspannung (CD)
· Gleichgewicht (CD)
· Nackenentspannung (CD)
· Oberen Rücken stärken (CD)
· Unteren Rücken stärken (CD)
· Bauchmuskulatur stärken (CD)
Brahmadev Marcel Anders-Hoepgen

978-3-942772-45-7 **30,00 EUR**
(erhältlich solange der Vorrat reicht)

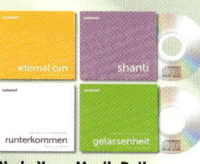

Nada-Yoga-Musik-Reihe
· **Eternal OM** (CD)
  978-3-942772-16-7 **12,99 €**
· **Shanti** (CD)
  978-3-942772-29-7 **12,99 €**
· **Runterkommen** (CD)
  978-3-942772-17-4 **12,99 €**
· **Gelassenheit** (CD)
  978-3-942772-15-0 **12,99 €**

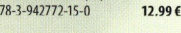

NEU

RÜCKEN FOR FIT

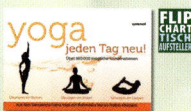

Rücken for fit.
Das 30-Tage-Programm für einen schmerz-
freien Rücken in nur fünf Minuten pro Tag.
Inklusive Übungs-DVD.
Marcel Anders-Hoepgen
978-3-942772-53-2 **19,99 €**

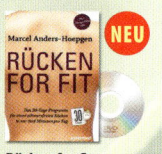

NEU

ANTI-STRESS-YOGA
PETRA ORZECH

Anti-Stress-Yoga.
Mit Yoga und Ernährung zurück in die
Life-Work-Balance.
Petra Orzech
978-3-942772-46-4 **19,99 €**

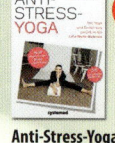

DER GLÜCKS VERTRAG

Der Glücksvertrag
Das 21-Tage-Programm. Ein glückliches
Leben in Balance dank einer Formel aus
Psychologie und fernöstlicher Heilkunst.
Inklusive DVD.
Ashish Mehta | Gela Brüggemann
978-3-942772-14-3 **19,99 €**

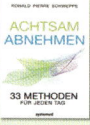

ACHTSAM ABNEHMEN
33 METHODEN FÜR JEDEN TAG

Achtsam abnehmen –
33 Methoden für jeden Tag.
Ronald Pierre Schweppe
978-3-942772-30-3 **12,99 €**

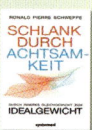

SCHLANK DURCH ACHTSAMKEIT
IDEALGEWICHT

Schlank durch Achtsamkeit.
Durch inneres Gleichgewicht
zum Idealgewicht
Ronald Pierre Schweppe
978-3-942772-00-6 **14,95 €**

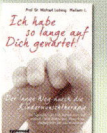

Ich habe so lange auf Dich gewartet!

Ich habe so lange
auf Dich gewartet!
Der lange Weg durch die Kinderwunsch-
therapie. Ein Tagebuch – ärztlich
kommentiert und ergänzt – über
Hoffnungen, Misserfolge, Wegbegleiter
und das Wunschkind.
Prof. Dr. Michael Ludwig | Maileen L.
978-3-942772-11-2 **15,99 €**

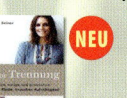

NEU

Mut zur Trennung.
Plädoyer für eine mutige und
produktive Entscheidung – Kinder
brauchen Aufrichtigkeit.
Jutta Martha Beiner
978-3-942772-47-1 **15,99 €**

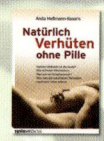

Natürlich Verhüten ohne Pille

Natürlich verhüten ohne Pille.
Welche Methode ist die beste?
Alle sicheren Alternativen. Was tun bei
Kinderwunsch? Wie man die natürlichen
Techniken rasch und sicher erlernt.
Anita Heßmann-Kosaris
978-3-927372-63-4 **14,95 €**

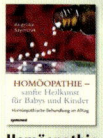

HOMÖOPATHIE –
sanfte Heilkunst
für Babys und Kinder

Homöopathie – sanfte
Heilkunst für Babys und Kinder
Homöopathische Behandlung im Alltag
Angelika Szymczak
978-3-927372-49-8 **14,00 €** ~~19,95 €~~

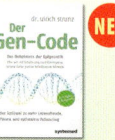

NEU

Der Gen-Code.
Das Geheimnis der Epigenetik – wie wir
mit Ernährung und Bewegung unsere Gene
positiv beeinflussen können.
Dr. Ulrich Strunz
978-3-942772-01-3 **14,99 €**

JETZT ALS PAPERBACK

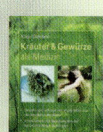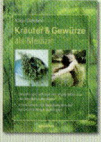

Kräuter & Gewürze als Medizin
· Gesund und schlank mit Vitalkräften aus
  der Apotheke der Natur.
Klaus Oberbeil
978-3-942772-92-1 **15,00 €** ~~19,95 €~~

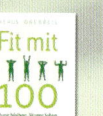

Fit mit 100

Fit mit 100
Jung bleiben, länger leben
· Ein Leben lang schlank & glücklich
· Programme für Körper und Seele
· 100 wertvolle Ernährungstipps
Klaus Oberbeil
978-3-927372-93-1 **14,99 €**

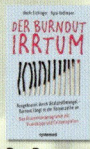

DER BURNOUT IRRTUM

Der Burnout-Irrtum
Ausgebrannt durch Vitalstoffmangel –
Burnout fängt in der Körperzelle an!
Das Präventionsprogramm mit
Praxistipps und Fallbeispielen.
Uschi Eichinger | Kyra Hoffmann
978-3-942772-06-8 **19,99 €**

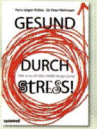

GESUND DURCH STRESS!

Gesund durch Stress!
Wer reizvoll lebt, bleibt länger jung!
Hans-Jürgen Richter | Dr. Peter Heilmeyer
978-3-927372-42-9 **15,95 €**

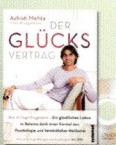

Gesundheit/Ketogene Ernährung

Auroris Taschenbücher

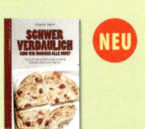 **NEU**

Schwer verdaulich.
Wie uns die Ernährungsindustrie
mästet und krank macht.
Pierre Weill
978-3-942772-40-2   **12,95 €**

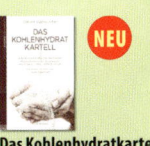 **NEU**

Das Kohlenhydratkartell.
Über die Diätkatastrophe, die finsteren
Machenschaften der Zuckerlobby und
Wege aus dem Diätendschungel.
Clifford Opoku-Afari
978-3-942772-39-6   **12,95 €**

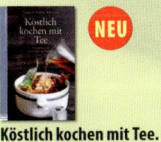 **NEU**

Köstlich kochen mit Tee.
Einfache und inspirierende Rezepte.
Tanja Bischof | Harry Bischof
978-3-942772-76-1   **8,95 €**

Edition Schmieder

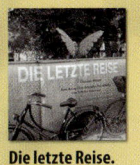

Die letzte Reise.
Eine Reise über deutsche Friedhöfe
von Sylt bis Konstanz.
Clemens Menne
978-3-927372-76-4   **34,00 €**

Ketogene Ernährung: Das neue Topthema bei systemed.

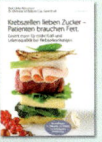

**Krebszellen lieben Zucker –
Patienten brauchen Fett.**
Gezielt essen für mehr Kraft und
Lebensqualität bei Krebserkrankungen.
Prof. Ulrike Kämmerer
Dr. Christina Schlatterer | Dr. Gerd Knoll
978-3-927372-90-0   **24,99 €**

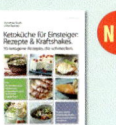 **NEU**

**Ketoküche für Einsteiger:
Rezepte & Kraftshakes.**
50 ketogene Rezepte, die schmecken.
Dorothee Stuth | Ulrike Gonder
978-3-942772-42-6   **14,99 €**

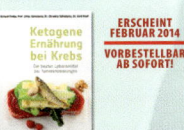 **ERSCHEINT FEBRUAR 2014 VORBESTELLBAR AB SOFORT!**

Ketogene Ernährung bei Krebs.
Die besten Lebensmittel bei
Tumorerkrankung.
Professor Dr. Ulrike Kämmerer
Dr. Christina Schlatterer | Dr. Gerd Knoll
978-3-942772-43-3   **14,99 €**

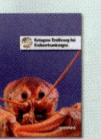

**Grundlagenbroschüre
Ketogene Ernährung bei
Krebserkrankungen.**
Prof. Ulrike Kämmerer
Dr. Christina Schlatterer | Dr. Gerd Knoll
(erhältlich nur beim Verlag)   **3,50 €**

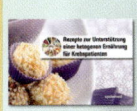

**Praxisbroschüre
Rezepte zur Unterstützung
einer ketogenen Ernährung
für Krebspatienten.**
Prof. Ulrike Kämmerer | Nadja Pfetzer
(erhältlich nur beim Verlag)   **6,90 €**
✦ Paketpreis für beide: 8,90 €

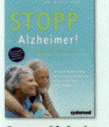 **JETZT ALS PAPERBACK**

Stopp Alzheimer!
Wie Demenz vermieden und behandelt
werden kann.
Dr. Bruce Fife
978-3-942772-86-0   **20,00 €** ~~24,99 €~~

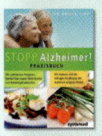

**Stopp Alzheimer!
Praxisbuch.**
Wie Demenz vermieden und behandelt
werden kann.
Dr. Bruce Fife
978-3-942772-27-3   **12,99 €**

ERSCHEINT NOVEMBER 2013 VORBESTELLBAR AB SOFORT!

Ketoküche zum Genießen.
Mit gesunden Gewürzen und Kokosnuss.
100 ketogene Rezepte für Genießer.
Bettina Matthaei | Ulrike Gonder
978-3-942772-44-0   **19,99 €**

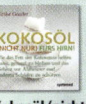 **NEU**

Kokosöl (nicht nur) fürs Hirn!
Wie das Fett der Kokosnuss helfen kann,
gesund zu bleiben und das Gehirn
vor Alzheimer und anderen Schäden zu
schützen.
Ulrike Gonder
978-3-942772-38-9   **5,99 €**

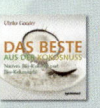 **NEU**

Das Beste aus der Kokosnuss.
Natives Bio-Kokosöl und Bio-Kokosmehl.
Ulrike Gonder
978-3-942772-56-3   **4,99 €**

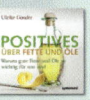 **NEU**

Positives über Fette und Öle.
Warum gute Fette und Öle so wichtig für
uns sind.
Ulrike Gonder
978-3-942772-57-0   **4,99 €**
Alle 3 Bücher im Paket
978-3-942772-55-6   **12,00 €**

Bestellen Sie direkt
beim Verlag.

Versandkostenfreie
Lieferung.

Alle bereits
erschienenen Bücher
sind sofort lieferbar.

Mehr Infos zum
Programm,
zu den Autoren und
zu weiteren
Neuerscheinungen
finden Sie auf unserer
website:

www.systemed.de.

systemed Verlag
Kastanienstraße 10
D-44534 Lünen
Telefon: 02306 63934
Fax: 02306 61460
faltin@systemed.de

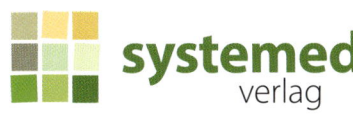
systemed verlag

© 2013 systemed Verlag, Lünen. Alle Rechte vorbehalten. Nachdruck, auch auszugsweise, sowie Verbreitung durch Film, Funk und Fernsehen, durch fotomechanische Wiedergabe, Tonträger und Datenverarbeitungssysteme jeglicher Art nur mit schriftlicher Genehmigung des Verlages. Autor und Verlag schließen jedwede Haftung bei der Nutzung der in diesem Buch aufgeführten Informationen aus.

Redaktion: systemed Verlag, Lünen
systemed GmbH, Kastanienstr. 10, 44534 Lünen

Umschlaggestaltung: Hauptmann & Kompanie Werbeagentur, Zürich
Satz: A flock of sheep, Lübeck
Fotos und Video: Intuit Media Group
Druck: Offizin Andersen Nexö Leipzig, Zwenkau

ISBN: 978-3-942772-53-2

1. Auflage

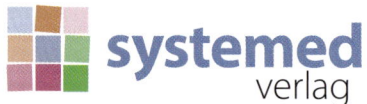